助産学講座

10

助産管理

▌編集

▌我部山キヨ子 京都大学名誉教授

▌執筆 (執筆順)

八木橋香津代 前スズキ記念病院看護部長

山口弥寿美 京都大学医学部附属病院総合周産期母子医療センター新生児部門師長

山﨑由美子 川崎市立看護大学教授

宮内　彰人 日本赤十字社医療センター副院長兼周産母子・小児センター長

内木　美恵 日本赤十字看護大学教授

山本　智美 聖母病院看護部長

村田佐登美 尼崎だいもつ病院看護科長

石川　紀子 愛育病院看護部長

毛利多恵子 毛利助産所所長

江藤　宏美 長崎大学教授

医学書院

助産学講座 10

助産管理

発　行　1991 年 6 月 15 日　第 1 版第 1 刷
　　　　1996 年 3 月 1 日　第 1 版第 4 刷
　　　　1997 年 3 月 1 日　第 2 版第 1 刷
　　　　1999 年 2 月 15 日　第 2 版新訂版第 2 刷
　　　　2001 年 1 月 6 日　第 2 版新訂版第 4 刷
　　　　2003 年 3 月 1 日　第 3 版第 1 刷
　　　　2009 年 4 月 15 日　第 3 版第 4 刷
　　　　2010 年 3 月 15 日　第 4 版第 1 刷
　　　　2015 年 2 月 1 日　第 4 版第 6 刷
　　　　2016 年 2 月 1 日　第 5 版第 1 刷
　　　　2021 年 2 月 1 日　第 5 版第 6 刷
　　　　2022 年 3 月 15 日　第 6 版第 1 刷©
　　　　2024 年 2 月 1 日　第 6 版第 3 刷

編　集　我部山キヨ子
発行者　株式会社　医学書院
　　　　代表取締役　金原　俊
　　　　〒113-8719　東京都文京区本郷 1-28-23
　　　　電話　03-3817-5600(社内案内)
　　　　　　　03-3817-5657(販売部)
印刷・製本　山口北州印刷

本書の複製権・翻訳権・上映権・譲渡権・貸与権・公衆送信権(送信可能化権を含む)は株式会社医学書院が保有します.

ISBN978-4-260-04709-8

序

助産師をめぐる動向●　わが国においては少子化が進行し，産科医の減少や出産取り扱い施設の閉鎖など，母子を取り巻く厳しい状況が続いている。家族規模の縮小化と養育機能の低下など，母子・親子関係の根幹が揺らぎ，妊娠・育児を支える家族機能も急速に弱体化しつつある。また，晩婚化・晩産化が進行し，高度生殖補助医療が日常の医療として定着する一方で，ハイリスク妊娠や妊産褥婦の重症ケースが増え，医療の高度化・複雑化が進行している。児童虐待相談件数が激増するなど，育児不安・子どもの虐待を含めた育児をめぐる問題も多様化・深刻化している。さらには，若者の性・生活・社会環境の変化から派生する性感染症・薬物依存・栄養障害や，在日外国人や性的マイノリティに特有な母子保健の課題，女性へのドメスティック・バイオレンスといった，母子や性と生殖に関する課題が山積している。加えて，出生前診断や，精子・卵子・胚・卵巣組織の凍結保存，胎児組織の再生・移植医療への応用などといった生殖補助移療の発展に伴う倫理的問題についての社会的な整備も課題となっている。

　このような多種多様なニーズおよび急速な変化に対応するべく，助産師業務も変革をしてきた。国際助産師連盟(ICM)は具体的なケアとして，正常出産をより生理的な状態として推進すること，母子の合併症の発見，医療あるいはその他の適切な支援の利用，救急処置の実施から，女性の健康，性と生殖に関する健康，育児まで，女性とその家族・地域をも含めた生涯にわたるリプロダクティブ・ヘルス/ライツへの支援を明瞭に打ち出した(ブリスベン大会，2005 年)。2008 年には助産師の倫理綱領を採択し，2019 年には基本的助産実践に必須のコンピテンシーを改訂した。また，ICM は助産師教育の世界基準(2010 年)で，ダイレクトエントリーの助産師教育課程の最低期間を 3 年間，看護の基礎教育修了者/医療従事者に関する教育課程の最短期間を 18 か月間とし，2012 年には専門職としての助産師教育のためのモデルカリキュラムの概要を発表した。

　わが国においては，2007 年には看護職の権限拡大(助産師の場合，会陰切開など)が政府の規制改革会議第 2 次答申案で出された。2008 年には助産師の教育の充実や助産師の資質の向上をはかること(厚生労働省)，2010 年には助産師教育の内容や質の保証のあり方(文部科学省)が検討された。臨床現場においても，助産師の権限拡大を受けて，産科医不足や妊産褥婦のニーズの多様化・複雑化に対応するために，助産外来や院内助産などが全国に広がってきた。

　このような背景をもとに，助産師教育の充実をはかるため保健師助産師

看護師法の一部改正(2010年4月施行)が行われ，保健師・助産師の教育年限が6か月から1年以上となった。また，2011年施行の保健師助産師看護師学校養成所指定規則では助産師教育の単位数総計は28単位に，2022年施行の改正指定規則では31単位に増加し，更なる教育の充実がはかられることとなった。

改訂の趣旨●　　改正された保健師助産師看護師学校養成所指定規則の基本的枠組みを踏襲しつつ，EBMをふまえた基礎的内容と発展的内容を押さえるように，この度，改訂第6版を企画した。そのねらいは，助産学教育の水準を向上させ，助産学の発展・確立に寄与することである。具体的には助産師や助産業務をめぐる今日的動向や課題に対応できる助産師養成の基盤を支えることにある。なお，本講座は第一義には助産師学生の基礎教育テキストであり，助産師国家試験出題基準の内容についても網羅したものとなっている。

　　助産管理は，先に述べた指定規則の改正において，単位数の変更はなかったものの，平時の災害への備えと被災時の対応について新たに修得が求められることとなった。今回の改訂ではこれをふまえ，第4章B節として災害対策の項目を独立させて，紙面を割いた。

　　また，2017年4月に「保健師助産師看護師国家試験出題基準平成30年版」が公表された。本巻と密接に関連する「助産管理」において「育児休業，介護休業等育児又は家族介護を行う労働者の福祉に関する法律＜育児・介護休業法＞」などの法が追加されたため，第2章で扱う法律の見直しを行った。そのほかの章についても，出題基準の変更に対応した改訂を行った。

　　執筆は各領域の最前線で活躍している教育者や実践家に依頼した。記載形式は読者が理解しやすいように図表を多く取り入れ，見やすさ・使いやすさを工夫している。助産師学生の教科書としてのみならず，臨床や地域で活躍する助産師の皆様の指導書として，本書を広く活用していただければと願っている。

　　なお，本講座は，我妻堯・前原澄子編集による初版を1991年に発行して以来，今回の改訂で第6版を重ねるにいたった。ここに改めて本講座にかかわってこられた編著者各位に深謝したい。

　　2022年1月

編者ら

目次

第1章 助産管理の基本と助産業務管理

八木橋香津代・山口弥寿美

C｜助産業務管理と医療経済
山口弥寿美 　**27**

第 **2** 章 関係法規と助産師の義務・責任

山﨑由美子

A｜関係法規 　**36**

第 3 章 **周産期医療体制と地域連携**

宮内彰人

B｜チーム医療と職種間・
　　地域の連携　　　　　　　82

第4章　助産に関する医療安全と危機管理

山口弥寿美・内木美恵

A｜助産師が行う安全対策と
　　医療事故防止　　山口弥寿美　94

第 5 章 場に応じた助産業務管理

山本智美・村田佐登美・石川紀子

第6章 助産所における助産業務管理

毛利多恵子・江藤宏美

助産管理 ………… 第 1 章

助産管理の基本と
助産業務管理

A 助産管理の基本と助産業務管理の過程

1 助産管理と助産業務管理

　従来，助産管理は安全で満足できる助産を提供するために，人・物・資金・情報・時間などを資源として，それらを効率的・経済的に活用することであると考えられてきた。その基本的な考え方はいまもかわらない。

　助産管理の最大の目的は，妊産褥婦や新生児とその家族，さらには地域の人々に対して安全で満足できる助産ケアを提供することである。その目的のためには，「人」である現場で働く助産師に対して，働く人としての幸せを支援することを同時に考えていかなければならない。助産ケアの提供にあたって，「人」が一番大事なのはいうまでもない。そのため本項では従来の考えをふまえ，助産管理を「人的資源や物的環境，働くための条件を整えて，効果的・効率的・経済的な助産ケアが組織的・機能的に実践され，妊産褥婦などに還元できるようにすること」と考えていく。

　一方，助産業務管理は，1人ひとりの助産師が目標をもって専門職としての能力の向上が自主的にできるように，管理者がより具体的に働くための条件や環境を整えることである。助産師の能力の向上は，結果的によりよい助産ケアにつながっていく。

1 助産師の業務の特性と助産管理

　助産師の業務は，妊娠・分娩・産褥期を中心としたある一定の急激な変化に富んだ期間に，専門職として妊産褥婦や新生児にかかわることである。そのかかわりは，更年期や閉経期の保健指導などを含め長い女性の全生涯にわたる。また，母子にかかわるばかりではなく，その家族や地域社会にまでかかわることもあり，担当範囲は広い。就業も助産師業務サービスが必要なところであれば，どこでも可能である。以上のように，非常に長い期間と広い分野にわたることが，助産師の業務の特性である。これらのことをふまえ，助産管理または助産業務管理を行っていかなければならない。

2 助産業務管理の特性と役割

　管理者は，おのおのの助産師がやりがいをもって生涯興味深くかかわる分野を見いだせるようサポートすることが重要である。そのために，助産

師が自己のキャリアイメージをもち，それに向かって自己研鑽できるように，管理者が院内教育のシステムを構築することが求められている。また，学習を奨励する風土づくりも必要である。厚生労働省や職能団体である日本看護協会・日本助産師会，または医学系の団体などによる専門学会が多数開催されており，これらに参加することが院外教育や外部研修になる。これらの外部研修に計画的に助産師を参加させたり，各自が自主的に参加できるように情報提供したりするなどして学習を促す。これらの参加にあたっては，2交代制や3交代制という勤務体制のなかにあっても，体力や気力をもって研修に参加できるように配慮する必要がある。

　また，ある一定の経験を積んだあとには，日本看護協会が認定を行う専門看護師・認定看護師・認定看護管理者の取得を目ざす道もある。

　このように昨今，看護・助産という職業には，自己の能力を高め，資格を取得するためのさまざまな機会と選択肢が用意されている。病院で働いていると，院内の活動だけに目を向けがちであるが，活動の場はもっと広く地域や世界にもあることに目を向けさせる必要がある。助産師としての長い人生を，どの方向に進んだらやりがいをもって幸せに歩んでいけるのかを一緒に考えていく機会をもつことは管理者の役割の1つである。

2　組織の目標管理とその設定

1　組織管理

■組織の概念

　組織の定義はさまざまである。ここでは，組織のもつ機能・役割を医療機関にあてはめながら定義づけていく。組織のなかには階層がいくつもあり，医療機関のなかにも組織の階層がいくつもある。たとえば病院全体も1つの組織であり，その組織を分割した医局や看護部，薬剤部，またそのほかの事業部やプロジェクトなどもすべて組織である。

●意思決定組織

　組織の構成員は，さまざまな意思決定に参加している。その結果として，組織の名のもとでさまざまな意思決定が行われる。意思決定が的確に行われなければ，組織はまとまらず，組織としての行動をおこすこともできない。意思決定の過程においては，さまざまなシステムを介して現場レベルの情報が収集され，それが反映されていなければならない。

❷知識創造組織

　ナレッジマネジメント（□1）の考え方によれば，組織は「知識創造の場」としてとらえられる。組織の知識は，業務を通じて得られた情報として処理・蓄積・共有されてきた。情報共有の考え方では，既存の業務やビジネスモデルを前提として情報を共有することを意味している。しかし，そうした情報処理だけでは，環境の変化に対応する変革力は生まれない。これに対し，ナレッジマネジメントは既存にあるものを前提とせず，新たな知

NOTE

1　ナレッジマネジメント
　個人のもつ知識や情報を組織全体で共有し，有効に活用することで業績を上げようとする経営手法をさす。

識を獲得し，共有するものである。そして，その知識を活用できるように組織変革することまでを含んでいる。

❸人間関係的組織

組織は人間の集合体であるため，人間性から生じる問題を避けては通れない。人間性には負の側面も存在する。嫉妬や人間関係の悪化など，組織運営に悪影響を及ぼすこともおこりうる。そこで，このような行動を望ましい方向に動機づけるためのさまざまな方法論が試されてきた。その方法論として，リーダーシップやモチベーション，コミットメントなどがあげられる(□2)。

2 組織の意義

■効率的な運営と行動目標の共有

組織の最大の意義は協働にある。組織であれば，資金・人材・設備といった経営資源を効率よく活用できるため，個人では不可能なことも可能になる。しかし，構成員それぞれが勝手なことをしていては効率がわるくなるため，最初に組織としての理念・行動目標を共有することが必要となる。

■協働による相乗効果

組織の意義は，協働であり，相乗効果が生まれることにある。古典的な組織モデルでは，いかに合理的な分業体制をとるかで成果が決まった。工業生産における流れ作業をイメージするとわかりやすい。しかし，生産工程とは違い，医療は単なる流れ作業ではなく，そのままあてはめるのはむずかしい。昨今では，より高い相乗効果をあげるために機能別組織の境界線をつなげるよう，プロジェクトチームなどの制度をとり，問題解決をはかることもある。

3 組織管理の目的

組織管理の目的は，組織の拡大・複雑化への対応である。組織は，事業の展開に伴い拡大・変化し，それを管理するために複雑化する。また，組織は外部環境の影響を受けるので，その対応のためにさらに複雑化していく。医療機関が重視すべき外部環境の変化には，法改正などによる制度・政策の変化や，技術革新，患者ニーズの変化，安全性重視などの社会的動向などがあげられる。組織の構築に関しても状況に適応し，変革することが必要である。

4 組織の構造

■組織構造の基本設計

組織構造の基本設計は部門化である。部門化とは，職務内容ごとにグループをつくり，それを1つの部門，あるいは組織単位としながら，さらに大きなグループにまとめていくことであり，それぞれのグループには管

📖 NOTE

2 動機づけのための方法論

● **1 リーダーシップ**
　集団機能の遂行にあたって，ある個人がほかの人々以上に影響力を一貫として行使する過程をいう。

● **2 モチベーション**
　物事を行う意欲，やる気または，動因・刺激などをいう。

● **3 コミットメント**
　帰属意識，組織に対する愛着の程度や心理的距離のことをいう。

理者がおかれる。病院組織でいえば，産科病棟や婦人科病棟，内科病棟などの看護師のグループを1看護単位とよび，それらが集合し，看護部が形成される。

次の段階では，指揮・命令系統の設計および情報伝達と調整機能の設計が行われる。指揮・命令系統とはリーダーから誰に直接指示を出すか，それぞれ誰に直接報告するかを確立し，明確化することをいう。問題が発生したときには，すみやかに解決し，責任の所在を明確にする必要がある。組織のなかにはさまざまな職能が共存する。複数の機能が重なり合って，組織の構造ができあがっている。そのため，職能間のすり合わせ，つまり調整機能が組織にとって重要となる。

■ライン部門とスタッフ部門

大多数の組織では，ラインとスタッフにその機能が分化している。ラインとは，組織の目的を達成するために直接責任を負う職能であり，スタッフはラインの補佐または支援を行い，促進する職能である。この2つを組み合わせることで組織を構築し，組織管理が行われる。

ラインの機能は，たとえば看護部門でいうと，看護部長―看護師長―看護師であり，ラインの権限とは，直接指揮・監督する権限である。ライン上の管理者は，みずからが担当する範囲すべての活動に責任を負う。ライン機能はピラミット組織となるが，こうしたラインだけではライン管理者の負担が大きくなりすぎることになる。そのため支援を職務とするスタッフ部門が必要となる。スタッフ部門の代表的なものは経理部・人事部・広報部などで，ライン部門の運営に必要な物・資金・人員・情報などに協力する部門である。

ライン部門とスタッフ部門はコンフリクト(葛藤や対立)がおこりやすいが，コンフリクトを避けるためには互いの機能の理解を深め，尊重することが重要である。

3 ● 目標管理の実践プロセス

1 管理目標の設定

業務の評価を受け，改善し，新たな管理目標を設定する(🔖3)。

■目標設定の特性やはたらき

目標設定は次のような特性やはたらきをもっていると山本[1]は述べている。

・具体的，現実的であること
・最終のゴールに結びついた段階的な，達成可能な水準であること
・現在のみならず将来にわたって，環境や諸条件の変化を考慮し，それに対応したものであること

・段階的なものであるから，当面の目標，中間的目標，最終目標，また一部の目標，全般の目標，短期の目標，長期の目標などさまざまな幅があること
・当面の目標は，次のステップの目標にとってふみ台になり，手段を与える。また，それは次の目標でのふみ台になり，手段を与えるというように，当面の目標から段階的に高い目標へと高められるものであること
・行動の誘因であるから，明確で適切な目標は，積極的で建設的な行動を引きおこすものであること

2　目標設定の過程

　組織において個人の欲求や目標は，異なっていて当然である。しかし，管理者を含めた全員で目標設定を話し合うことは，職場の現状や問題を考え，向かうべき方向・内容・目標などを理解する機会となる。話し合いは管理者の一方的な指示ではなく，職員の意見を十分引き出せるよう，適切なタイミングや方法でかかわる。

　このようなプロセスをふむことにより，職員は共通目標を見いだし，自分の目標と同化させることができる。このような過程を経ることにより，職場や組織全体の集団としての能力が十分に発揮され，目標達成へとつなげていくことができる。

3　看護組織の目標管理制度

　目標管理 management by objectives and self-control（MBO）制度とは，職員1人ひとりが職務目標を明確に掲げて職務を遂行する管理方法である。実施にあたっては，目標を量的・質的の両面から，できるだけ具体的に立案することになる。具体的な目標に向かって活動することにより，業務遂行意欲を向上させるのがねらいである（□4）。

　具体的には，年度のはじめなど期初に上司（組織）と本人（個人）が面談し，ある期間（6か月または1年間）の仕事の目標を定め，その目標に向かって仕事の進み具合を管理することで行う。また，期末に本人と上司の双方で目標達成度をふり返り，場合によってはその結果を人事考課に反映しようとするものである。人事考課は，勤務態度や実績などを評価・判定し，それを賃金，昇進の有無，配置・異動などの処遇や教育に結びつけることである。

　看護組織で導入されている目標管理は，組織的に事業計画に取り組む組織戦略型と，自己啓発の目標設定を中心とした能力開発型であることが多い。

　目標管理は，マネジメント手法の1つである。目標を達成するために管理者が職員や職員の目標を管理する制度ではなく，自己目標の達成に向けて職員自身が自己をマネジメントすることである。

　具体的には，働く者が所属している組織の目標を理解し，その目標を達

NOTE

4 目標管理制度
　もともとは米国の経営学者であるドラッカー P. F. Drucker（1909-2005）によって一般企業向けに提唱されたもので，現在では多くの医療機関でも取り入れられている。

成して貢献するために，ある一定期間(多くは1年間)になにをなしとげるかを考え，看護管理者と話し合う。看護管理者は目標の整合性や適正性を考えながら，目標設定の面談を行い，達成方法をアドバイスし，評価方法について話し合う。実施期間中，管理者は支援者となり，期末には評価者となり，そこから次の期間の目標を明らかにする。このプロセスにおいては，MBOの自己管理 self-control が基本となる。

4　目標管理の実践プロセス

　目標管理のプロセスは，PDCAサイクルが基本となる。PDCAサイクルとは，データ収集から統制への問題解決過程であり，Plan(計画)－Do(実行)－Check(確認)－Action(処置・改善)という循環サイクルを繰り返すことによって，業務を継続的に改善することである。

　病院組織では，組織と看護部の目標に個人目標を反映させる管理作業によって，組織目標を具現化する。看護部内のトップマネジメントである看護部長が，看護の意義や目的を明らかにして，看護部全体に浸透させ，目ざす方向性を示す責務がある。また，今期の部門目標を決定し，部署へ伝達する必要もある。部署はその目標を職員に伝え，個々の目標と活動を決定する。

4 ● ┃ 業務計画の策定と評価

1　業務の分析

■業務分析の目標

　業務分析は，日ごろの業務を見なおし，より効率的・効果的な成果を目ざして業務の手順や方法などを改善するための前段階となるものである。業務分析を行うことによって，現在の業務実態を知り，可視化することで，改善すべきポイント・課題を発見することができる。

■業務分析の必要性

　業務が順調に進行していれば，なんら問題はないという認識は改める必要がある。問題がほとんど発生していない状態でも，業務プロセスが複雑で，作業が重複している場合は，業務改善が必要である。日常的にとどこおりなく進行している業務でも，あえて分析することにより課題を浮かび上がらせ，それらを改善・改革することで，業務の効率化やサービスの付加価値化に結びつけることが可能である。

■業務分析の手法

　分析する項目を明確にするため，対象業務を細分化し，表や図にしてあらわす。その目的は可視化する作業工程に必要な仕事量や従事者数の把握，役割の認識などであり，そこから分析が始まる。

■業務の可視化5つの手法

次に示すような表や図を作成することで，可視化して分析を容易にすることができる。

❶業務体系表

たとえば，看護単位での業務を，体系的にすべて書き出した表である。項目だけを羅列するのではなく，第三者にもわかるように業務内容を記す。

❷業務内容表

スタッフがどのような業務を担当しているかを書き出し，処理内容や発生頻度，業務量，業務時間などを記述したものである。各自が自身の業務を可視化することにより，改善の着眼点を導き出すことに役だてる。

❸業務分担表（業務マップ）

看護単位で誰がどの業務を担当しているか，どのくらい業務時間がかかっているかを上記の業務内容表から作成したものである。業務マップともよばれる。業務時間の多い改善対象業務の選定や，業務分担の改善の着眼点を引き出すのに役だつ。

❹業務の流れ図（フローチャート）

業務は複数の人や部署が重層的にかかわることが多い。スタッフ間や他部署間との業務の流れを図解・分析して可視化するものである。誰が（Who），いつ（When），なに（What）を行っているかという3Wを可視化するのがポイントである。

❺業務量調査票

主要業務の業務量を調査・分析するために用いられる。これに基づき，業務量を月別や日別に調査・分析する。業務内容表に記述される業務量を，実際に調査して検証するものである。

2 業務の策定と計画

■業務の計画

目標管理を始めるにあたり，看護管理者は病院組織や看護部門の運営についてアセスメントを行う。目標管理に必要なアセスメントの目的は，おもに事業活動や人材教育に関する状況を把握することである。

マネジメントにおける業務計画策定の意義は，目標の効果的な達成のために活用できる人・物・資金・情報・時間などを駆使し，実現に向けた方法や手技を検討し，最善の方法を選択することである。

計画の立案は，組織を取り巻く環境変化の諸要因を把握・分析し，その計画の施行によりおこりうる影響も考慮し，策定される。すなわち，計画は将来を先取りする管理者の意思決定であり，組織の成長・発展のための実践計画である。

この計画は，全体の計画から各部門の組織の構造にしたがって体系化され，さらに個人や集団の具体的な活動が，目標に向かって体系化され，かつ統合されるというものでなければならない。

■医療の業務の評価とその視点

　米国の医師ドナベディアン A. Donabedian は，医療の質の評価方法として，構造 structure，過程 process，結果 outcome の 3 つの因子をあげている。

　構造とは，医療が提供される諸条件を構成する因子のことである。たとえば「1 病棟あたりの医師・看護師の人数」あるいは「設備が整っているか」などである。わが国においては，医療法に基づいて行われる医療監視がこれにあたる。

　過程とは，実際に医療が提供されている過程を評価するものである。たとえば診断や治療，看護，手術，リハビリテーション，予防，接遇，患者や家族の医療への参加などである。これは現場においてはクリニカルパスなどで評価される。

　結果とは，成果，いわゆる医療を提供した結果に着目する評価である。たとえば疾患別の入院期間や，術後・退院後の追跡調査による生存率，患者や家族が得ることができた満足感，患者が得ることができた安楽度などである。全日本病院協会が行っている診療アウトカム評価事業などがこれにあたる。

●引用文献　1) 山本堅詞：管理者読本——部下をもつ人の仕事と役割，新版．生産性出版，1991．

●参考文献　・中西睦子編：看護サービス管理，第 5 版．医学書院，2018．
・村上美好・木村チヅ子編：看護マネジメント論(看護管理学習テキスト第 2 第 3 巻)．日本看護協会出版会，2018．
・Donabedian, A. 著，東尚弘訳：医療の質の定義と評価方法．健康医療評価研究機構，2007．

B 助産業務管理の方法

1 組織管理

　ここでは，助産業務管理における組織管理を，人事・物品・情報・時間の管理に分けて説明する。

1 人事管理

　ここでは人事管理を，人的資源管理または労働力管理ととらえて述べていく。看護管理者の果たすべき役割のなかで，人事管理は大切な役割の1つである。

　人員計画をたてるにあたっては，管理する組織に求められる人員を検討し，短期的または中長期的な期間の幅で検討する必要がある。その際は，パートタイマーや臨時職員などの雇用形態の違いも考慮する。

　人事管理には，採用・配置・昇進・人材育成(教育訓練)をはじめ，退職・賃金・安全・衛生・労働時間などの諸分野が関連する。

■採用・配置・昇進

　必要な人材は，施設の状況により異なる。募集方法や対象(新卒，中途採用など)，試験方法(学科，面接，適性検査，集団討議など)は，採用の目的に即して決定される。採用後は職場に配属されるが，配置は必要数の人間を確保する量的配置と，資格や能力に応じた適正な質的配置がともに充足されていなければならない。

　各人の業績は，客観性のある公正な人事考課によって評価され，評価に基づいて昇進，昇給，賞与が決められなければならない。適正に評価されることが，本人のやりがいにつながる。

■人材育成(教育訓練)

❶人材育成の目的

　社会情勢や雇用環境の変化の影響を受け，病院の生き残りをかけた競争が激しさを増し，人件費の効率化も求められている。組織としてよりすぐれた成果を上げていくためには，人材育成が最も大切である。そのためには，新人助産師の臨床実践能力を向上させる効果的な育成と，中堅助産師

の医療の進歩に応じた変革と能力向上による活性化が必須であり，新しい時代に的確に対応する人材育成のシステムが求められている。

　また，助産師個人にとって人材育成のシステムは，助産師という専門職として生涯を通してやりがいや目標をもって働きつづけられ，自己のキャリアイメージをもちながら，それに向かって，自己研鑽が可能になるものである。

❷施設における人材育成

a｜OJTとOFF-JT

　OJT(on-the-job training)とは，各職場および臨床場面で職場の上司(先輩)が部下(後輩)に対し，計画的・継続的に具体的な仕事を通じて仕事に必要な知識・技術・態度などを修得させることである。看護の職員教育には不可欠な方法である。また，OJTを補い，さらに多角的に教育を進めるという見地から，職場を離れての訓練といった意味で，OFF-JT(off-the-job training)が用いられ，施設外の専門の教育・訓練機関への委託も併用されている。

　とくに新人助産師教育では，一定の集合研修を経て縦序列の指導伝承を基本とするOJTを導入することが多い。

　● 新人助産師とOJT　新人助産師におけるOJTの目的はひとりだちである。個人のメンバーの力を向上させ，メンバーのもつ諸資源が効率よく活用・統合されることにより，チーム全体の力を高めることができる。また，管理者・指導者側などの指導する側にとっても，みずから学び育てられる機会となる。一方通行では，教えることは達成できない。研修の過程は，指導者自身がチーム内の看護ケアや助産ケアを見なおし，考えをすり合わせていく機会になる。さらに，部門の責任者で構成されている教育委員会などの継続的教育にかかわる会議を通じ，看護部のみならず組織全体を見なおし，考えをすり合わせるよい機会でもある。

b｜OJTの課題と成果

　OJTでは先輩が指導者として後輩を受け持ち，実務を進めながら指導するのが一般的である。指導者の任命に関しては，該当者の業務実績とともに指導力を考慮する必要がある。また，得意分野により指導者を交代したり，補佐的に代行したりすることも必要になる。

❸現任教育

　現任教育とは，施設あるいはサービス提供機関に勤務している職員に対して，施設や機関が主体となって実施する教育のことをいう。教育の目的は，おもに職務を円滑に進めるための職員の態度や知識，技術の習得である。施設ごとのプログラムにそった教育や指導が行われる。

　病院や看護の現場では，病院の理念，または看護部の理念や目標を明確にし，それが効果的に実践できる看護師を養成することを目的とし，計画的・継続的な教育を行っていく必要がある。

❹新人助産師研修

　新人助産師研修は，病院や看護部の理念や目標を教育する場である。同

時に，新人助産師が孤立せずに施設全体で能力を向上していく支援体制が準備され，整えられていることを理解させる場でもある。

　一定期間の集合教育を経て先述したOJTを導入する形式をとることが多い。助産師教育における学校卒業時の分娩時の異常状態に対する技術到達度は，学内演習で実施または知識としてわかるレベルとされている。助産学生は，教員や指導者の指導を受けながら1人の産婦を受け持ち，その体験を通じて助産を学ぶ方式をとっている。

　ところが実際の臨床現場では，分娩期という急激な変化のある複数の産婦を同時に受け持つことになる。産婦を観察し，即座に優先度や異常を判断し，必要な助産ケアを安全に行わなければならない。新人助産師は，このような状況から大きなリアリティショックを受けることが多い。しかし，助産師を志し，困難な夜間の実習や分娩介助実習，そして国家試験をのりこえてきた新しい仲間がここで挫折しないような配慮が必要である。

　新人助産師研修はオリエンテーションのみではなく，1年間などのある一定の期間をもって行うことが望ましい。新人に対し，可能な限り専任の実地指導者に担当させて継続的に教育にあたるようにする。▶表1-1に新人助産師教育の一例を示す。

　院内で感染管理認定看護師 infection control nurse(ICN)や専門の教育を受けたリスクマネジャーがいない場合は，他施設からの派遣を依頼する。医療事故に関しては弁護士を講師に迎えるなど，他職種の専門家もまねき能力向上に努めるようにする。

　カンファレンスやロールプレイに必要な内容は，施設で実際に遭遇することが多いものとする(▶表1-2)。必ずしもオリエンテーション期間に指導者とともに経験するとは限らないため，事例があった機会を利用し，カンファレンスやロールプレイでの教育が効果的である。実際に事例にかかわった新人にとっては，ふり返りになり，また全員で検討することにより，経験を共有できることになる。

　カンファレンスのテーマや研修の時期は，各施設の状況や研修者の準備状況に応じて行うことが大切である。▶表1-3はカンファレンスの1つである新生児搬送のテーマの例である。これまで経験がないことで，不安を感じていた者が，夜勤帯など限られた勤務者のなかで，新人の自分にできることはなにかを明確にし，チームの一員としての看護実践が行えるようになる。

▶表1-1　新人助産師教育の集合教育に必要な内容の例

・病院の概要	・産婦入院時の看護
・職員の心構え	・産科における注射薬の注意点
・就業規則	・産科・婦人科における薬剤の注意
・医療事故防止	・機器の使用方法
・院内感染対策	・注射の実技演習
・接遇	・小論文(オリエンテーションを通じて学んだこと，個人の助産師としての目標)
・避難訓練	
・新生児の看護	

▶表1-2　新人助産師教育のカンファレンスやロールプレイに必要な内容の例

・新生児搬送	・播種性血管内凝固（DIC）
・母体搬送	・出血性ショック
・弛緩出血	・輸血
	・緊急帝王切開

▶表1-3　カンファレンスの例

テーマ	新生児搬送の対応
ねらい	新生児搬送は年間10人前後である。就職後約10か月がたち，経験者もいるが未経験者もいる。新生児は急変しやすく，できるだけ早期にNICUを有する施設に搬送が必要な状況となることがある。搬送には多くの人手を要し，いろいろな調整や準備が必要となる。そのときの勤務者の協力が大切である。研修者のなかに経験者の意見やロールプレイを取り入れてふり返り，より適切な看護実践について検討し，チーム医療の役割を認識し協働作業を理解させる。
進め方	司会は研修担当者が行い，新生児室，分娩室勤務にかかわらず，テーマのねらいの必要性を理解させる。 1. 新生児室勤務者での新生児搬送経験者，分娩室勤務者での経験者に，体験しての気づき・困ったことなどを話してもらう。 2. 新生児搬送を経験している新生児勤務者で，搬送用保育器（トランスカプセル）を使用して新生児搬送場面のロールプレイを行う（助産師，医師，母親，家族などの役割分担）。分娩室勤務者は積極的に疑問点を確認する。分娩室勤務者も看護場面をイメージして，搬送時に協力することができるようにする。 3. 以下のことについて確認し討議する。 　(1)搬送には，母体搬送・新生児搬送・逆搬送がある。それぞれの意味と利点・注意点 　(2)地域（県内）のNICUを有する施設，NICUのベッド状況 　(3)施設での新生児管理の限界（たとえば，呼吸器管理・早急な外科的治療が必要な状況） 　(4)新生児搬送時の準備（医師への報告，家族への連絡，搬送先への持参物品，同勤務帯の勤務者との協力，事務・救急隊との連絡調整など） 　(5)母親，家族への配慮：搬送については緊急事態であっても，搬送前に，親がその必要性を理解し判断できるようにわかりやすく説明しなければならない。親の意思決定を尊重することが大切である。 　(6)搬送中の看護，処置 　(7)搬送後の報告 　(8)使用機械・物品の整備，点検 4. 研修終了後，各自記録し提出する。 5. 研修後，新生児搬送を経験したとき，経験しての報告，またはレポートを提出する。

a│評価時期と方法

　評価時期と方法については，次のように行う。

(1)評価時期は就職後の一定期間，たとえば1か月，3か月，6か月，1年とする。評価度は4段階とし，本人に自己評価させ，受け持ちの教育担当者が評価し，面談を行って課題を明確にし，次の目標を定めていく。問題解決ができるよう指導的にかかわっていく。ただし，本人の性格や教育を受けた施設での体験に差があるため，個別性に合わせた指導を行っていく。長所をのばし，1人ひとりの持ち味をいかした助産師になれるよう，受け持ちの新人に愛情をもち，寛容な心で接し

ていく。
(2)教育責任者・実地指導者は，新人助産師が体験できていない事項がな　にかを1か月ごとに調査し，優先的に実施できるよう調整する。
(3)分娩介助は，1例ごとに評価する。
(4)夜勤業務につかせてよいかどうかは，施設で夜勤開始となる前月また　は前々月に，教育責任者と看護管理者が会議をもって決定する。
(5)総括的な評価は1年後とし，看護職員として必要な基本姿勢と態度の　評価を含めて行う。
(6)1年間の研修終了時に，研修計画・研修内容について，新人職員によ　る評価もあわせて見直しを行う。

b｜新人助産師の精神的支援

所属の看護師長が面談を行い，不安や悩みを聞き，精神的支援を行う。問題発生時は，時期にこだわらず臨時面接を行う。また，とくにカウンセリングを要するケースは，カウンセラーや臨床心理士に紹介(リファー)する。

❺助産実践能力習熟段階(クリニカルラダー)

日本看護協会は，2012年に「助産実践能力習熟段階(クリニカルラダー)」を公表した。これは助産実践能力の習熟に有用な経験や達成すべき課題をみえるかたちで示したものである。また日本助産実践能力推進協議会では，クリニカルラダーレベルを全国統一の基準で認証されるしくみを構築し，助産実践能力習熟段階(クリニカルラダー) Clinical Ladder of Competencies for Midwifery Practice(CLoCMiP®)レベルⅢの認証制度を2015(平成27)年から開始した。認証評価は日本助産評価機構が担い，認証を受けた助産師はアドバンス助産師となる。

この制度の意義は，個々の助産師が自身の実践能力を評価し，認め，次の目標設定につなげることができる点である。これは，キャリア発達の道筋となり，1人ひとりの助産師自身のキャリア開発の動機づけになっている。5年ごとの更新制をとっており，知識・技術を向上しつづけることができる。

2　物品管理

■物品管理の基本

病院で使用・消費する物品は，つねに質・量ともに十分か確認し，すぐ

コラム　新人看護職の卒後臨床研修努力義務化の背景

2009(平成21)年のカリキュラム改正によって，助産学生が習得する必要がある技術の種類と到達度が明示された。正常経過における技術に関しては，少しの助言で自立してできる程度が達成度レベルとされる。すなわち，卒業時でも，一人前の助産師と同じように助産ができるわけではない。したがって，入職してからの実践に対する継続的な卒後教育は，臨床にゆだねられていることを忘れてはならない。

に安全に使用できるように管理しておく必要がある。

■システムによる管理

　最近では SPD（□1）とよばれるシステムが多くの病院で導入されている。病院では，使用している医療材料や不動在庫品，年間購入量，部署別の消費，同種同効品の使用料の把握を行い，価格比較などの基本的作業がまず行われる。データを整理したうえで，使用する医療材料のしぼり込みや，定数の設定などといった運用手法を導入し，運用する。現在では SPD で物品の管理を一元化することにより，効率的・効果的な物品管理が可能となっている。

3　情報管理

■情報管理マネジメント

　情報を信頼性が高い状態で維持・管理し，的確な意思決定に役だてるための一連の活動を情報マネジメントという。近年の情報マネジメントには，IT 基盤による業務システムや情報システム，また人工知能 artificial Intelligence（AI）も欠かすことのできない要素になってきている。

■病院の管理・運営のために必要な情報

　病院の管理・運営のために必要なおもな情報は，経営と職員に関することなどである。

❶病院の経営情報

　病院全体の経営管理にかかわる情報には，収益性・安全性・機能性の 3 つの柱がある。

（1）収益性：収益性は経営の効率性をあらわしている。収益性が低いときは，どこかに無駄が存在すると考えられる。

（2）安全性：安全性の管理でキーポイントとなるのは，借入金のマネジメントである。借入金のマネジメントで重要なポイントは，規模と収益力，つまり返済能力に比して借入金が過大か否かという面と，もう 1 つは資金使途と調達との関係のバランスがとれているか否かという点である。

（3）機能性：機能性の指標には，病院の現状の性格を判別する指標と，機能の充実度合いをみる指標がある。病院の現状の性格を判断する指標として患者動向にかかわる指標がある。機能の充実度合いをみる指標としては，医師一人あたりの入院患者数・外来患者数などがあげられる。

❷職員情報

　職員全体の状態をあらわす情報としては，①総職員数，②採用者数，③退職者数，④平均勤続年数・定着率，⑤離職率などがある。職員情報は，先述した病院の人事計画のための重要な資料となる。

　個人情報としては，①専門教育歴，②職業経歴，③勤続年数，④業績，

⑤年齢，⑥家族背景などがある。

④　時間管理

■時間管理の重要性

　多様化した業務の円滑な運営が求められるため，管理者が行う業務は複雑多岐にわたっている。多くの場合，管理者の業務は上層部や部下との連携が必要であり，進捗の予測がつきにくい。また，業務の内容によっては完了までのサイクルが長いものもあるため，複数の仕事を同時並行的に遂行する必要があり，時間管理は必要不可欠である。

■タイムマネジメントの３つの要素

　タイムマネジメントとは，自分の時間を主体的に計画し，計画を確実に実行することにより時間価値を高めていくセルフマネジメントである。タイムマネジメントでは，次の３つの要素を意識することが大切である（🕮2）。

　第１の要素は，スケジューリング，つまりもち時間に全仕事を割りふる手法である。事前のスケジューリングとして，仕事の約束や面会のアポイントメントなどをどのように行うかを意思決定する。そして，予定を入れたあとの不測の事態に対処しつつ，当初の予定をどのようにこなしていくかがポイントとなる。

　第２の要素は，時間を節約して無駄な時間をなくすことである。広い意味では仕事の効率を高めることである。

　第３の要素は，上記２つの要素を改善して使える時間を増やすことである。時間管理を有利に進めることで，さらに突発事項に対する効果的な対処ができるようになる。

2 ● 書類管理

①　文書・記録の管理と開示

　情報の管理にあたっては，インフォームドコンセントの理念や個人情報の保護に関する法律の考え方をふまえる必要がある。とくに診療記録の開示は，医療の質の向上や，医療従事者の診療情報の提供などに関する役割や責任の明確化・具体化をはかるものとなる。患者の知る権利および自己決定権を尊重し，医療従事者と患者が共同して疾病を克服するなど，患者と医療従事者とのよりよい信頼関係の構築を目的として，積極的に取り組むことが推進されている。

　ここでは助産師が最もかかわる看護記録（助産録）を中心に説明する。

📖 NOTE

2 時間価値を高める３つのアプローチ

　一定の時間内で，時間価値を最大にするポイントは，いかに自身の行動を計画していくかにある。計画を着実に実行し，目標を達成していけばおのずと時間価値は高まる。計画と実績との差異を分析し，改善点を発見することは，時間価値を高める訓練となる。

2　看護記録の管理と開示

■記録の管理

　看護管理者は，適切な記録が行われるよう業務の管理を行う。看護記録の質や保証の向上のために，施設内での基準・手順を作成し，必要に応じて改訂する。また，記録を活用，保管，廃棄までの一連の管理についても責任を負う。

■看護記録の目的および意義

　看護記録の目的および意義は以下の7点である。
（1）看護の実践を明示する。
（2）患者に提供するケアの根拠を示す。
（3）医療チーム間，患者と看護職者の情報交換の手段とする。
（4）患者の心身状態や病状，医療の提供の経過およびその結果に関する情報を提供する。
（5）患者に生じた問題，必要とされたケアに対する看護実践と，患者の反応に関する情報を提供する。
（6）施設が設立要件や診療報酬上の要件を満たしていることを証明する。
（7）ケアの評価や質向上およびケア開発の資料とする。

■看護記録の構成

　看護記録は，基本的に基礎（個人）情報，看護計画，経過記録，看護サマリーの4つの要素により構成される（□3）。

■看護記録の記載基準

　医療従事者および患者が理解しやすく簡潔であることが基本である。助産師が，記録を通して実践した助産診断やケアをふり返り，助産の質を向上するために活用できるようにする。施設ごとに看護実践を証明できるよう適切な記載基準を作成する。

■記載上の原則

（1）事実のみを客観的かつ正確に記録する。
（2）誤解のない表現を用いる。
（3）患者・家族への説明や，やりとりも必ず記録する。
（4）修正する場合は，訂正前の字句が読めるように二本線で消す。訂正日・時刻と訂正者のサインを記入する。記述間違いを修正液で消したり，消しゴムを使用してはならない。また，間違った箇所を記録から除いてはならない。記録の修正は改ざんとみなされるおそれがある。
（5）筆記具は黒ボールペンがよい。
（6）記録の途中で行を空けない。
（7）記録のたびに，署名と日付と時刻を記入する。

NOTE

3 助産録の記載義務
　保健師助産師看護師法第42条によって，助産師が分娩の介助をしたときは，助産に関する事項を遅滞なく助産録に記載しなければならないこと，また，これを5年間保存することが義務づけられている（▶p.69）。

■看護記録の開示

　厚生労働省による「診療情報の提供等に関する指針」(2003〔平成15〕年)(▶p.121)において「医療従事者等は, 患者等が患者の診療記録の開示を求めた場合には, 原則としてこれに応じなければならない」「診療記録の開示の際, 患者等が補足的な説明を求めたとき, 医療従事者等は, できる限りすみやかにこれに応じなければならない。この場合にあっては, 担当の医師等が説明を行うことが望ましい」とされている。看護記録の所有権は施設に帰属するため, 開示の方法, 手続きは各施設の規定に従う。

　看護記録は診療録と同様に重要な証拠となる。訴訟となった場合に看護記録に記載されていないと, 観察や処置などの適切なケアが行われていなかったと判断され, 看護職の責任が問われることがある。開示や訴訟がおこりうることを想定し, 日常的に記録を管理していく必要がある。

■法令などによる看護記録の位置づけ

(1) 医療法および医療法施行規則において, 看護記録は病院の施設基準等の1つである診療に関する諸記録として規定されている。

(2) 保健師助産師看護師法第42条において, 助産師に助産録の記載が義務づけられている。

(3) 基本診療料の施設基準等及びその届出に関する手続きの取扱いについて(平成30年3月5日　保医発0305第2号)において, 病院・診療所の基本料に関する施設基準として, 看護に関する記録が規定されている。

(4) 「指定居宅サービス等の事業の人員, 設備及び運営に関する基準」(平成11年厚生省令第37号)および「指定訪問看護の事業の人員及び運営に関する基準」(平成12年厚生省令第80号)において, 訪問看護計画書および訪問看護報告書についての作成が規定されている。

(5) 「診療情報の提供等に関する指針」(平成15年9月12日医政発第0912001号)において, 看護記録は診療記録の1つに位置づけられている。

コラム　記録のIT化

　厚生労働省は「保健医療分野の情報化にむけてのグランドデザイン(最終提言)」(2001〔平成13〕年)のなかで, 2006〔平成18〕年度までに400床以上の病院の6割, 診療所の6割に電子カルテの普及をはかりたいとしていた。しかし, 3年ごとに行われる「医療施設(静態・動態)調査」の2017(平成29)年の公表結果によると, 400床以上の一般病院では80%であるが, 399床以下の一般病院では36.9%の普及にとどまっている。

　診療記録のIT information technology化により, 情報の共有や迅速な医療提供, 記録されたデータの検索・集計・分析が容易になった。しかし, IT化には, プライバシー保護とセキュリティ確保の観点から, 各施設の万全な対策が一層求められることになる。

3 ● | 財務管理

1　財務管理の必要性

　わが国では長い間，病院などの医療機関は企業などの営利組織とは異なる非営利組織であり，一般的にその組織の第一義の目的が，利潤の追求ではなく，サービスの提供であると理解されてきた。

　これまで，医療機関のような非営利組織においては，赤字は問題だが長期的に収支が均等であればよく，また利益を出すことは好ましくないという感覚もあった。しかし，非営利組織がサービスや社会貢献を大切にしつつも，損益を考えて成長のための利益を計上し，安定して成長することは結果として地域社会への貢献度も高くなると考えられる。とくに民間病院の場合は，経営は自己責任である。

　また，医師だけでなく，看護職者も医療を通じて社会に貢献することに主眼をおいてきた。しかし，社会貢献を行いかつ身分が保障されるためには，財源とその管理が必要である。

　助産師は労働に見合った正当な報酬を得ることによって，学識や技術能力を向上させることができる。これは，妊産婦が受ける利益を大きくすることにもつながる。

2　財務管理の基本

　産科領域についていえば，多くの分娩が集まることで収益を上げ，それによって助産師数を増やすことが可能になり，質・量ともに十分な助産ケアが可能となる。

　一般企業の経営の基本は，費用をなるべく削減し，可能な限り収益を上げていくことである。産科領域の病院が収益を上げるためには，妊産婦や患者の満足度を高め，妊産婦や患者の人数，そして分娩数を増加させていく必要がある。また，妊産婦や患者側ばかりでなく，就業している助産師にとっても労働に見合った報酬や待遇が改善され，安定した就業が保障されることで，満足度が高まることにつながる。

3　病院の財務の特徴

■有資格者と高額な設備の必要性

　病院には，診断・治療・看護を行うための医師・助産師・看護師などの有資格者が必要である。そのため人件費の比率が非常に高いことが特徴となる。人件費は固定費と考えられ，医業収益の変動に関係なく，毎期一定の支出額が発生する。固定費が高くなれば，それだけ経営が弾力性を欠くことになる。

　また，施設の敷地・建物，診断・治療に必要な高額な医療機器などの設備投資が必要なことも病院の特徴である。建物・医療機器が多くなると，それぞれ減価償却費が計上され，さらに固定費が高くなる。

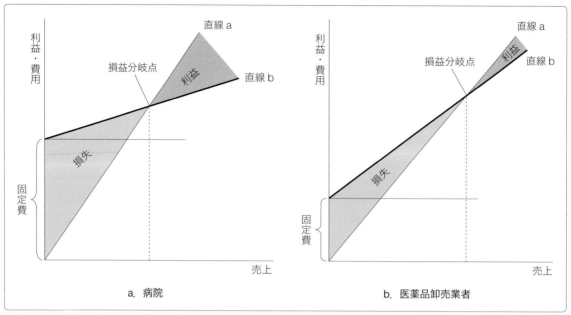

▶図1-1　病院と医薬品卸売業者の損益分岐点の比較

■高い固定費と低い変動費

　固定費が高く変動費が低いという病院の特徴は，損益分岐点をこえる売上高が得られれば，大きな利益につながることにある。この点に注目し，病院の損益分岐点と医薬品卸売業者の損益分岐点の比較を▶図1-1に示す。図の縦軸には利益・費用の金額，横軸には売上の金額をとる。売上高は原点から始まる直線aであらわされる。費用は直線bであらわされるが，人件費などの固定費がかかるので，その分だけ原点より上の位置から始まる。そしてこの直線aと直線bの交点が売上と費用が同額になる点，すなわち利益がゼロとなる損益分岐点となる。売上高が損益分岐点より大きければ利益が，小さければ損失が生じることになる。

　次に売上の増減に比例して変動する変動費は，流通業では80％程度であるのに対し，病院の場合は30％程度と低いのが特徴である。それは，流通業は商品を販売するのに対して，病院はサービスの提供が主体であるため，変動費率はほかの業種と比較してかなり低いからである。したがって，損益分岐点の売上高を達成するまでは大きな損失を生じるが，一方，いったん損益分岐点をこえる売上高が得られれば，大きな利益を得られることになり，これが財務上の特徴となる。

■損益上とキャッシュフローの差

　病院では，レセプトを請求してから，診療報酬が支払基金などから入金されるまで2か月ほどかかる。そのため現金収入が少なく，損益計算書上利益があるようにみえても，実際には現金が手もとにないこともありうる。このタイムラグが黒字倒産という結果を生むこともあり，昔からいう「勘定合って銭足らず」の状態に陥りやすい特徴をもっている。

4　産科の収入の特徴

わが国において，正常分娩と産褥期間の入院については保険診療の対象とはならないが，出産育児一時金により，患者は分娩後に一定額の給付を受けられる。

■産科領域の具体的な見直し方法

感染管理を中心としたコスト削減の事例を紹介する（▶表1-4）。このプロジェクトは，産婦人科の専門病院（103床，年間分娩件数1,100件，助産師45人）で，感染管理認定看護師が感染管理のトップとして活躍した。感染管理の質を保ちつつ，コストの削減に成功した事例である。

5　一般的な財務管理上のポイント

財務管理のポイントは，他病院との比較や実績の分析から問題点を把握し，増収計画，費用削減策を具体化し，予算化することである。その際，会計上の利益ではなく，現金の流れのタイムラグに注意した，キャッシュフローを重視した経営が必要となる。つまり，「入るを量りて出ずるを為す」の言葉通り，収入の範囲内での出金管理が資金管理のポイントである。

■赤字からの脱却努力

病院の場合，赤字になると，損益分岐図表（▶図1-1）からもわかるように赤字額が大きくなる。一時的には借入金などでしのげるとしても，抜本的な解決策を講じることが，病院の存続のためには必要であり，そのために全精力を傾けることが大切である。

■コストの削減

無駄な経費を削減することが，非常に重要である。病院の経費を見直し，たとえば，薬品関係の仕入価格は適正か，無駄な薬品の仕入れを行ってないかを検討する。また，施設や医療機器などの設備については，本当に必要かを検討し，購入計画をたてるなど，固定費を削減する努力が必要である。

しかし，病院の財務の特徴で述べたように，医療機関は人材がそろっていないとなりたたない業種である。人件費を下げていく場合であっても安易に人を減らしたりせず，医療の質を下げずに必要なところに人材を配置し，生産性を上げていく方向で検討していく必要がある。

4 ｜業務の質管理

業務の質を維持し，管理していくためには，スタッフの質を充実させるほか，外部からの客観的な評価などを取り入れていく必要がある。

▶表1-4　コスト削減・作業効率向上・感染リスク低減の例

項目	コスト削減(円)/年	具体策および結果
1．粘着マット廃止	658,000	・感染防止効果がみとめられないものは感染防止の目的として使用しない。 ・マットの管理がなくなった。 ・床掃除がしやすくなった。
2．消毒用アルコール綿の単包化	184,000	・万能つぼと手づくりアルコール綿を廃止し，単包化にした。それに伴い，使用直前に開封するためアルコール濃度を保つことができ，細菌汚染を受けにくくなった。さらに持ち運びやすくなった。 ・アルコール綿を作製したり，容器の洗浄・滅菌・保管までの工程がなくなった。
3．使用器材の洗浄・消毒・滅菌の改善	2,308,000	・標準予防策に基づき，感染症の有無による取り扱いを中止した。洗浄の繰り返しや，洗浄・消毒・滅菌の工程を，洗浄剤を一種類にし，洗浄⇒消毒または洗浄⇒滅菌の工程とした。
4．沐浴槽の洗浄方法の改善	1,887,300	・アルコール製剤を噴霧して洗浄していたものを，医療施設用除菌洗浄剤で洗浄とした。 ・アルコール製剤の噴霧の中止により職員の皮膚刺激や呼吸器刺激の可能性を回避した。 ・洗浄効果のあるものを使用した。 ・亀子タワシから使い捨てクロスに変更した。
5．分娩器機セット内のガーゼと連続5枚ガーゼの必要枚数の検討	46,912	・セット内未使用ガーゼの廃棄を減らすため，以下を実施した。 ①セット内ガーゼを30枚から10枚に減らした。 ②各分娩室に滅菌パック入り10枚ガーゼを定数化した。 ③セット内の連続ガーゼを廃止し各分娩室に巻きガーゼを定数化した。
6．分娩時手指消毒方法の改善	130,560	・抗菌性スクラブ製剤によるブラシ法(10分)から，流水と石けんによる手洗い後，擦式消毒用アルコール製剤を3回すりこむ(3〜5分)方法に変更。今後も検討していく。
7．分娩室・新生児室サンダル廃止	34,350	・サンダル購入費以外にも，定期的(1回/週)と汚染時の洗浄にかかる人件費も削減できた。 ・脱いで散乱していたナースシューズがなくなり，通行がスムーズになった。 ・作業動線が短くなった。 ・ナースシューズ，サンダルに触らないので，手指の汚染がなくなった。 ・はきかえのときに，床を靴下で歩かなくなり，足底の汚染がなくなった。
8．分娩時外陰消毒方法の整理	568,876	・消毒薬を低水準消毒薬と中水準消毒薬を重複して実施していたのを低レベル消毒のみとした。今後も検討していく。
9．分娩介助の防護具の改善	±0	・布製の防護具の洗濯工程がなくなった。これにより，洗濯代とマンパワーが節約できた。 ・新規の布製の防護具の購入費・洗濯代と防水性のガウンの購入費が相殺された。職業感染防止を強化できた。 ・改善前は，布の帽子，布のガウン，顔面露出，前空きサンダルであったが，すべての材質を防水性とし，ゴーグルマスクとシューカバー(自分の靴着用のうえ)を着用した。防護具の着用によりコミュニケーションや関係性に障害はない。
計	5,817,998	

米国疾病管理予防センター(CDC)と厚生労働省より示されたエビデンスに基づき，感染管理をするうえで重要な①感染リスク，②作業効率や工程(ケアと物品管理に費やす時間)，③コストの視点から検討し，実施した。

1　助産師の質

　管理者は，業務内容やレベルを一定以上の水準に維持し，向上させていく責務がある。

　助産サービスの質は，助産師の質そのものである。つまり，施設に働く助産師1人ひとりの知識や実践能力の高さが必要とされる。しかし，いく

ら1人ひとりがすぐれていても，組織として機能していなければ，その質を維持し，向上させていくことは不可能である。このため個々の助産師の能力評価とともに，施設としての機能評価が必要になる。

② 他者評価と自己評価

評価には，他者評価と自己評価がある。病院などが日本医療機能評価機構や国際標準化機構 International Organization for Standardization（ISO）の認定を受けることは他者評価にあたる。公認された評価組織による他者評価を受けて認定を受けることは，ある一定の品質を保持していることを顧客である患者に示すことになる。これによって患者が増加することもある。しかし，これにはかなりの時間と労力を要する。

まずは，信頼できる専門職能団体の作成した業務基準やガイドラインにしたがって自己評価を行い，不足している事項の改善につなげるとよいだろう。

③ 専門職能団体による評価ツール

2000（平成12）年に日本看護協会から「母性看護領域における周産期看護の看護業務基準」が公表されている。これは母性看護業務の水準を示したものである。

これを受けて2003（平成15）年には同協会の助産師職能委員会から「医療機関における助産ケアの質評価――自己点検のための評価基準」が刊行され，2007（平成19）年に第2版が公表されている。同書の，自己点検・評価用紙には，施設の機能評価と助産ケアに関する2分野が示されている。助産ケアの項目は「妊娠期の診断とケア」「分娩期の診断とケア」「産褥期の診断とケア」「新生児の診断とケア」「母子訪問」「助産ケアの機関・施設の機能（管理者用）」となっている。各項目には小項目があり，それぞれ4段階のレベルで評価できるよう尺度が示されている。また，すべてのケア項目に包含される内容として「ケアリング」（□4）の項目も設けられている。

日本助産師会からは，「助産師の声明」が刊行され，「助産師の定義」「助産師の理念」「助産師の倫理綱領」「助産師の役割・責務」について述べられている。

また，「助産業務ガイドライン2019」（日本助産師会）にも，助産所機能評価表が掲載されている。施設で働く助産師にとっても活用できるため参考にされたい。

> **NOTE**
>
> **4 ケアリング**
> 同書では，ケアリングは個人的な感覚として，責任と専心を感じるような重要な他者と滋養的 nuturing にかかわることと，と示されている。

5 ● 他部門・地域との連携

① 医師との連携

医療は，さまざまな医療従事者によりチームで行われる。なかでも産科

は，妊産婦が安全・快適に分娩できることを共通の目的とし，助産師と医師の連携がとくに重要である。連携がうまくいかないと，医療事故につながる危険性がある。

周産期領域は，正常な妊婦が急激に異常に移行しやすいという特徴がある。そのため，つねに助産師の専門的な知識による判断や措置が求められており，注意義務が生じる。さらに妊産褥婦の健康診査を通じて，正常からの逸脱を早期に発見するという危険予見義務があり，異常の発生を未然に防ぐための助産師の行為として危険回避義務についての注意義務がある。

助産師と医師が，それぞれの独自性と専門性を互いに認め合い協力することにより，より質が高く，かつ患者の満足度の高いケアを提供することができる。たとえば，正常に経過している場合は助産師が，不必要な医療介入なしに本来人間がもっている産む力を大切にした自然分娩を見まもり，正常から逸脱した場合には，ただちに必要な医療を受けられるように医師との連携・協働体制を整えておくことが必要である。

2　地域との連携

■連携の必要性の背景

現代社会では，核家族化や近隣との交流の希薄化，未婚者の妊娠，乳幼児の虐待など，さまざまな課題が顕在化してきている。課題に，家庭環境や成育歴，経済的問題などの社会的要因がかかわる場合には，正常分娩入院中の4〜5日で解決することは困難であり，地域と連携し，継続的に援助していくことが必要となる。

また，正常経過の褥婦にサポートが必要ないということではない。一見課題をかかえていないような正常経過の褥婦であっても助産師のサポートは必要である。褥婦は専門家である助産師から，退院後の自身の経過や育児を「正常経過ですし，お母さんは育児をがんばっていますね」などと認められ，安心したい気持ちをもっている。育児へのモチベーションを維持し，楽しく自信をもって育児をするためにもサポートは必須である。

■地域との連携と協働を必要とするケース

地域との連携と協働を必要とするケースには，さまざまな場合があるが，大きく母親側の因子と子ども側の因子に分けられる（▶表1-5）。

■地域との連携の方法

助産師は，外来や母親学級，両親学級，個別指導などで妊婦と接する機会が最も多い職種である。そのため，夫婦の様子や問題のある要支援の妊婦を発見しやすい立場にある。また，分娩のために入院した期間中も，直近に母子や家族の状態を観察できる。その際は，とくに児との愛着形成の状態や，家族関係，育児不安の有無について観察するとよい。問題がおこったときだけ地域と連携するのではなく，日常的に連携しやすいように関係を深めておくとよい。

▶表1-5　地域との連携と協働を必要とするケース

母親側の因子	①母親が精神的に不安定な場合 ・不安が強い。 ・早産などで自責感が強い。 ・産前産後の抑うつ状態がある。 ・精神科の治療歴がある，または治療中である。 ②母親が支援を必要とする身体疾患などがある場合 ③母親の新生児への愛着が心配される場合 ・新生児に対する否定的な発言(かわいいと思えない，産まなければよかった，誰かもらってほしい，育てたくない)が多い。 ・新生児に声をかけない，泣いてもあやさない。 ・新生児に触らない，抱かない，授乳をいやがるなど，かかわりを避ける。 ・新生児の扱いがぞんざいである。 ④母親の育児への理解や方法が心配される場合 ・子育てに自信がなく，不安が大きい。 ・新生児の扱いがぎこちない，または，育てにくさを強く訴える。 ・かたよった育児信念や極端な自己流育児を押し通す。 ・知的障害などがあり，新生児の状態や発達を理解した育児ができない。 ⑤新生児の発育・発達が心配される場合 ・体重増加不良など，発育・発達の心配がある。 ・支援が必要な疾病や障害がある。 ⑥1か月健診，そのほかの乳児健診を受けていない場合 ⑦子育ての環境が整っていない場合 ・10代の妊娠，未婚，再婚などで，生活基盤が整っていない。 ・家庭内不和，ドメスティックバイオレンス(DV)，家族の疾病などで子育てに専念できない。 ・短期間に住所を転々としていて落ち着かない。 ・経済的不安がある(分娩費の支払いに困っている，妊婦健診の回数が少ないなど)。 ・育児について相談する人がいない。 ・双子などで育児負担が大きいにもかかわらず，支援者がいない。 ・母親が外国人で日本語が十分に話せない，日本の習慣や生活に不慣れである。 ⑧その他の支援を必要とする場合 ・妊婦健診をほとんど受けない，飛び込み出産など，妊娠時より胎児に語りかけない。 ・入院や治療拒否，看護者などの支援について拒否的 ⑨児童虐待が危惧される場合 ⑩分娩経過に異常がある場合 ⑪家庭訪問に抵抗する場合
子ども側の因子	①早産児，低出生体重児 ②多胎妊娠 ③奇形，染色体異常などの先天性の疾病 ④疾病などで長期にわたる入院をした児 ⑤1か月健診に連れて来られない児

　たとえば，市町村主催の母子教育の講師依頼などがあった際は，快く引き受け，積極的に交流を進めるとよい。また出生連絡用のはがきの利用は妊婦にゆだねられているが，入院時や退院時に助産師が声をかけ，出生を行政側が把握しやすいように協力することも必要である。

　外来または入院中に問題を発見し，地域と連携したほうがよいと判断した場合は，妊産褥婦とその家族に，市町村の保健センターまたは保健師に連絡してよいかどうかを確認し，了承が得られた場合は保健センターに連絡する。しかし，連絡が必要な場合であっても，妊産褥婦や家族が拒否するケースもある。このような場合は，ドメスティックバイオレンス(DV)や虐待が隠れている場合もあるので，職責上，保健センターに概要を説明

📖 NOTE

5 外来での観察によりDVと虐待が発見された事例

　外来受診をした出生1か月児の顎の下や胸などに，新旧さまざまなタバコを押しつけられたあとが複数確認できるケースがあった。妻に事情を聞くと「夫が誤ってタバコの灰を落とした」という。しかし，自然に落下したにしては，タバコのあとが複数あり，部位も不自然であった。さらにカウンセリングした結果，夫がアルコール依存症で，子どもは虐待され，妻はDVを受けていたことがわかった。このまま帰宅させたら命にかかわると，保健センターと連携し，警察，児童相談所に緊急連絡した。母子は保護され，夫はアルコール依存症の治療のため入院となった。

しておく必要がある。明らかな虐待で，生命に危険が及ぶと判断した場合は保健センターと連携し，警察，児童相談所に緊急連絡することも必要である（📖5）。緊急連絡は電話でよいが，それ以外のケースについては，県や市町村によって異なり，訪問連絡用紙によって連絡することもある。

　●**連絡方法**　連絡方法には，継続看護連絡用紙などを用いる。記載内容は，患者氏名，住所，連絡先，妊娠・分娩・産褥経過，家族背景，キーパーソン，経済状況，保健指導した内容，現在の問題点や継続してフォローしてほしいことを記入する。

■ケースカンファレンス

　施設と地域で継続的に母子を支援していくためには，連絡会議とケースカンファレンスで目標を確認・修正し，共有する必要がある。入院中や退院時は病院でケースカンファレンスを企画する。退院後は，母子訪問をしている保健センターや保健師が，連絡会議とケースカンファレンスを企画運営することが多い。いずれの場合も，定期的・継続的に行うことが重要である。

●参考文献
・井部俊子・中西睦子監修，井部俊子・勝原裕美子編：看護組織論，第2版（看護管理学習テキスト第2巻）．日本看護協会出版会，2018．
・小林寛伊ほか編：エビデンスに基づいた感染制御第2集（実践編）．メヂカルフレンド社，2003．
・永池京子・米本倉基：看護管理者の教科書——人的資源管理を実践する．日総研出版，2008．
・日本助産師会編：助産師の声明／コア・コンピテンシー2021．日本助産師会，2021．
・町山合同会計編：勝ち続ける病医院の最新経営ノウハウ，増補版．ぎょうせい，2008．
・矢野邦夫・向野賢治：医療現場における隔離予防策のためのCDCガイドライン——感染性微生物の伝播予防のために，改訂2版．メディカ出版，2007．
・吉田二美子：看護管理者のための実践的マネジメント——看護がリードする経営改善，第2版．日本看護協会出版会，2012．

C 助産業務管理と医療経済

1 医療保険制度と助産業務

1 医療保険と助産のかかわり

わが国の公的医療保険制度には，以下のような特徴がある。

(1)国民全員を公的医療保険で保障する(国民皆保険制度)。

(2)医療機関を自由に選べる(フリーアクセス)。

(3)比較的安価な医療費で高度な医療を受けられる。

(4)社会保険方式を基本としつつ，皆保険を維持するため公費が投入されている。

正常な妊娠・出産は疾患・傷病ではないため，保険診療(口1)の適応とはならず，通常，健康保険などからの出産育児一時金が支払われることになる(▶p.31)。

しかし，妊娠期に異常が発見された場合は，その範囲の診察・投薬・検査費用は保険診療の適応となる。たとえば切迫早産のための入院や，妊婦健診の間に基礎疾患に関する検査が入る場合などは，保険診療が適応される。

分娩期も正常に経過する場合は保険診療の対象ではないが，分娩時に吸引・鉗子分娩や帝王切開術となった場合は，保健診療が適応される。たとえば正期産で陣痛が発来し，分娩進行の経過中に胎児機能不全の診断で緊急帝王切開術になった場合，緊急帝王切開の日から保険診療が適応される。しかし，希望で個室に入る際に発生する差額ベッド代や入院中の食費(1食460円まで)などは自己負担となる。

2 高額療養費制度

医療費に対する公的な制度として，高額療養費制度がある。医療機関や薬局の窓口で支払う医療費(差額ベッド代，入院時の食費負担，先進医療にかかる費用は含まない)が1か月あたりの自己負担限度額をこえた場合に，こえた金額が支給される制度である。自己負担限度額は年収により規定されている。

高額療養費の支給申請をするには，支給申請書を提出する。申請から支

NOTE

1 保険診療

保険診療とは，健康保険などの公的医療保険制度が適応される診療のことであり，各疾患に応じて検査や治療内容が定められているものをいう。通常は妊娠中に入院が必要となることはないため，妊娠中の入院はすべて保険診療が適応されることになる。

給までに3か月程度の時間が必要になる。そのため支払いが発生する前に，加入している公的医療保険から限度額適用認定証または限度額適用・標準負担額減額認定証の交付を受けると，支払い上限額を法定自己負担限度額までに抑えることができる。

産科においては，たとえば切迫早産の危険性がある妊婦などが，この制度を利用することが考えられる。切迫早産の危険性がある場合，保険診療の適応となり，通常は子宮収縮抑制薬での薬物治療が必要となる。この治療は，数週間から数か月にわたることがあり，入院が長期化すると費用が高額となる。そのような場合は，先の限度額適用認定証の交付を受け，医療機関の窓口に提出することで，費用を抑えることができる（🔖2）。

2 ● 助産業務と診療報酬

近年，出産年齢の3割近くが35歳以上となり，それに伴い偶発合併症（🔖3）を発症する妊婦が増加している。偶発合併症の増加は，妊産婦の高齢化が原因と考えられ，妊産婦死亡率も年齢があがるにつれて増加している。そのため，リスクの高い妊産婦や新生児などに高度な医療が適切に提供されるように，地域における周産期医療の中核に総合周産期医療センターおよびそれを支える地域周産期母子医療センターなどの整備が必要である。また，新生児集中治療室 neonatal intensive care unit（NICU）・母体・胎児集中治療室 maternal fetal intensive care unit（MFICU）の整備をすすめ，地域の分娩施設と連携していくことが必要になっている。

MFICUでは看護師が常時3床に1名配置され，24時間体制で産科を担当する医師が常駐し，1床につき15㎡の面積を保有し，分娩監視装置や超音波診断装置などの機材を備えていることが施設基準で規定されている。このような規定を満たしたうえで以下の診療報酬が規定されている。

1 母体・胎児集中治療室管理料

一定の基準を満たした施設に限り妊産婦である患者に対して14日間を限度として，1日につき7,381点が算定される。

●対象　母体・胎児集中治療室管理料の算定対象となる妊産婦は，次にあげる疾患などのため母体または胎児に対するリスクの高い妊娠と認められる妊産婦である。医師が常時十分な監視のもとに適時適切な治療を行うため，母体・胎児集中治療室管理が必要であると認められるものである。

（1）合併症妊娠
（2）妊娠高血圧症候群
（3）多胎妊娠
（4）胎盤位置異常
（5）切迫流早産
（6）胎児発育遅延や胎児期系などの胎児異常を伴うもの

📖 NOTE

2 制度を利用した場合の概算
1か月の医療費が100万円だとすると，3割負担で30万円が請求される。所得に応じて変動があるが，高額療養費制度を利用することで，4万5千円から14万円程度に抑えることができる。

3 偶発合併症
子宮疾患・糖尿病・精神疾患などの妊娠していなくても発症する疾患をよぶ。

2 リスクの高い妊娠管理における診療報酬上の評価

■ハイリスク妊娠管理加算

　一定の基準を満たした施設に限り，別に厚生労働大臣が定める患者について，入院中にハイリスク妊娠管理を行った場合に，1入院に限り20日を限度として所定点数に1,200点加算される。2016(平成28)年度の改定で対象に精神疾患の患者が追加された。精神疾患合併妊娠は帝王切開率が高く，産科合併症・新生児合併症のリスクが指摘されており，精神科医などによる内服治療も含めた専門的・医学的な管理が必要とされているためである。

　●**対象**　ハイリスク妊娠管理加算の算定対象となる患者は，保険診療の対象となる合併症を有している次に掲げる疾患などの妊婦であり，医師がハイリスク妊娠管理を必要と認めた者である。

(1) 妊娠22週から32週未満の早産の患者(早産するまでの患者に限る)
(2) 妊娠高血圧症候群重症の患者
(3) 前置胎盤(妊娠28週以降で出血などの症状を伴う場合に限る)の患者
(4) 妊娠30週未満の切迫早産の患者であって，子宮収縮，子宮出血，頸管の開大，短縮または軟化のいずれかの徴候を示し，かつ以下のいずれかを満たすものに限る。

　・前期破水を合併したもの
　・羊水過多症または羊水過少症のもの
　・経腟超音波検査で子宮頸管長が20mm未満のもの
　・切迫早産の診断でほかの医療機関より搬送されたもの
　・早産指数が3点以上のもの

　また，多胎妊娠や子宮内胎児発育遅延，治療中の心疾患・糖尿病・甲状腺疾患・腎疾患・膠原病・特発性血小板減少性紫斑病・白血病・血友病，出血傾向のある状態，HIV陽性，Rh不適合の患者なども含まれる。そのほかに，当該妊娠中に帝王切開術以外の開腹手術(腹腔鏡による手術を含む)を行った患者または行う予定のある患者や，精神疾患の患者なども含まれる。

■ハイリスク妊産婦共同管理料

　一定の基準を満たした施設に限り，診療に基づき紹介した患者が病院である別の保険医療機関に入院中である場合において，当該病院におもむいて，当該病院の保険医と共同してハイリスク妊娠またはハイリスク分娩に関する医学管理を共同して行った場合に，当該患者を紹介した保険医療機関において患者1人につき1回，紹介元1回800点，入院先500点が加算される。

■ハイリスク妊産婦連携指導料1

　一定の基準を満たした施設に限り，入院していない患者で，精神疾患を

有する妊婦または出産後2月以内であるものに対して，当該患者の同意を得て，産科または産婦人科を担当する医師および保健師，助産師または看護師が共同して精神科または心療内科と連携し，診療および療養上必要な指導を行った場合に，患者1人につき月1回に限り1,000点が算定される。同一の保険診療機関はハイリスク妊産婦連携指導料2を同一の患者について加算できない。

■ハイリスク妊産婦連携指導料2

一定の基準を満たした施設に限り，入院していない患者で，精神疾患を有する妊婦または出産後6月以内であるものに対して，当該患者の同意を得て，精神科または心療内科を担当する医師が産科または産婦人科と連携し，診療および療養上必要な指導を行った場合に，患者1人につき月1回に限り750点が算定される。同一の保険診療機関は，ハイリスク妊産婦連携指導料1を同一の患者について加算できない。

■ハイリスク分娩管理加算

一定の基準を満たした施設に限り，別に厚生労働大臣が定める患者について，分娩を伴う入院中にハイリスク分娩管理を行った場合に，1入院に限り8日を限度として所定点数に3,200点加算される。

ハイリスク分娩管理と同一日に行うハイリスク妊娠管理にかかる費用は，ハイリスク分娩管理加算に含まれるものとする。

●対象 ハイリスク分娩管理加算の算定対象となる患者は，保険診療の対象となる合併症を有している次に掲げる疾患などの妊産婦であって，医師がハイリスク分娩管理を必要と認めた者である。
(1)妊娠22週から32週未満の早産の患者
(2)40歳以上の初産婦である患者
(3)分娩前のBMIが35以上の初産婦である患者
(4)妊娠高血圧症候群重症の患者
(5)常位胎盤早期剝離の患者
(6)前置胎盤(妊娠28週以降で出血などの症状を伴う場合に限る)の患者
(7)双胎間輸血症候群の患者
(8)多胎妊娠の患者
(9)子宮内胎児発育遅延の患者

また，治療中の心疾患・糖尿病・特発性血小板減少性紫斑病・白血病・血友病・出血傾向のある状態患者なども含まれる。そのほかに，HIV陽性の患者や妊娠中に帝王切開術以外の開腹手術を行った患者，または行う予定のある患者，精神疾患の患者なども含まれる。

3 乳腺炎重症化予防ケア・指導料

乳腺炎重症化予防ケア・指導料は，助産師のケアが診療報酬に直結している規定である。一定の基準を満たした施設に限り，入院中の患者以外の

患者であって，乳腺炎が原因となり母乳育児に困難をきたしているものに対して，医師がケアおよび指導の必要性があるとみとめた場合に算定される（▶p.144）。

3 分娩費用・健康診査にかかわる費用

1 妊婦健康診査

妊娠期間に特定の病気を見つける検診ではなく，総合的に健康かどうかを診断する妊婦健康診査が行われている。

母子保健法の規定により妊婦健康診査は望ましいとされる受診間隔や回数が決められており，妊娠初期から23週までは4週間に1回，妊娠24〜35週まで2週間に1回，妊娠36週から出産までは1週間に1回の健診が推奨されている。

妊婦健康診査に対しては助成が行われ，具体的には妊婦健康診査受診券として支給される。しかし，妊婦健康診査受診券を使用しないと保険診療が適応されないため全額負担となり，そのほかにも妊娠初期の感染症を含む検査で2〜3万円，胎児の超音波検査で3,000〜5,000円の自己負担がかかる。これを公費により補助するものが妊婦健康診査受診券である。2021年現在，妊婦は妊娠の届出に伴い，母子手帳の発行と同時に14回分の妊婦健診受診券を受け取っている，市区町村によっては多胎・その他補助券が追加される場合もある（□4）。

2 出産育児一時金

出産育児一時金は，被保険者が妊娠12週(85日)以降で出産したとき，1児につき50万円が支給されるものである。また，妊娠12週(85日)以降の流産や死産に対しても支給される。ただし，妊娠22週未満の出産や，

NOTE

4 産婦健康診査
2017(平成29)年度より産後うつの予防や新生児への虐待防止のため，産後の2週間または1か月程度を目安に公費助成により産婦健康診査が行われるようになった。

コラム 妊婦加算の廃止

2018(平成30)年4月に妊婦加算が制度化された。妊婦加算は，産科以外の診療科が妊婦の診察を行った場合に，診療点数が加算されるものである。

妊婦は，微熱などの軽いかぜ様の症状であっても，近所の内科を標榜する診療所などでは受診させてもらえず，産科のある医療機関での受診をすすめられがちである。これは，産科以外の診療科では，胎児への薬剤の影響や，重篤な疾患の可能性が否定できず，胎児への影響の判断がむずかしい，などの理由が考えられる。そのため，産科医療機関は軽症の妊婦で混み合い，産科医師への負担も大きかった。また，妊婦にとっても近くの診療所で受診できずに，遠くの施設を受診せ

ざるをえない不便な面があった。このような背景から，妊婦加算が制度化された。

しかし，すぐに本来の目的とは違った事例が報告されるようになった。妊婦がコンタクトレンズを作成した際に眼科で適用されたり，会計の際に妊婦とわかると請求額が高くなったりなどが報告された。つまり，産科以外の診療科は診療報酬が増えるが，同時に妊婦の自己負担額も増加することになった。このほかさまざまな不備が指摘され，2019(平成31)年1月にわずか9か月で凍結となり，2020(令和2)年2月に廃止となった。

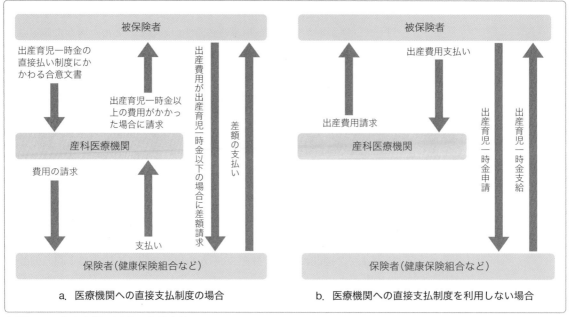

▶図1-2　出産育児一時金の支給方法

▶表1-6　保険による違い

	国民健康保険	全国健康保険協会	組合健康保険	共済組合
おもな加入者	自営業者，非正規労働者，無職など	おもに中小企業に勤務する人とその家族	おもに大企業に勤務する人とその家族	公務員や私立学校の教職員とその家族
医療費の自己負担割合	医務教育就学前の乳幼児は2割(各自自体で子供医療費助成制度がある)，小学生から70歳未満は3割			
傷病手当金	なし	あり		
出産手当金	なし	あり		

産科医療補償制度に加入していない分娩施設での出産，または海外で出産した場合は40万4千円となる(□5)。

　支給方法は2通りあり，保険者(保険組合)から医療機関などに直接支払われる方法(医療機関の直接支払制度・受け取り代理制度)と，被保険者が医療費を一度支払い保険者に請求書を提出し，後日一時金を受給する方法から選ぶことができる(▶図1-2)。後者の方法では分娩費用の55万円前後(分娩に関する入院費用の全国平均)を一時的に支払い，2〜3か月後に一時金を受け取るため負担は大きくなる。

3　出産手当金

　被保険者が出産で仕事を休み給与を得られない期間の生活保障を目的として，保険者から支払われる。出産日以前42日から出産日後56日までの産休の間，標準報酬日額の3分の2が支給される。ただし，国民健康保険では支給されない(▶表1-6)。

NOTE

5 入院助産制度

　入院助産制度は児童福祉法により定められており，入院して出産することが経済的に困難な妊産婦に助産施設を提供し，その費用を自治体が負担する制度である。ただし所得制限があり，生活保護を受けている世帯や前年度の所得に対し市民税が非課税の世帯(これ以外にも市町村により規定がある)に限られる。この制度を利用することにより出産一時金で入院費をまかなうことができる。入院助産制度を行える入院施設は各自治体によって指定されている。

4 育児休業給付金

　育児休業給付金は雇用保険から支給される。給付には育休開始前2年間に，雇用保険に12か月以上加入(1か月の出勤日数は11日以上)している必要がある。育休開始から180日目までは，休業開始時の賃金の67%，181日以降は休業開始時の賃金の50%が給付される。2017年10月から，一定の条件下で子どもが2歳になるまで延長することができるようになった。育児休業は職場復職を前提とした制度のため，退職の予定がある場合は取得できない。

5 傷病手当金

　業務以外の理由による病気やけがの療養のための休業であり，自宅療養の期間に対しても支払われる。最長で1年6か月，支給開始日以前の継続した12か月間の各月の標準月額を平均した額の3分の2に相当する金額が，健康保険から支払われる。

関係法規と助産師の義務・責任

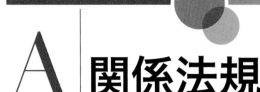

A 関係法規

　助産師として正しく職務を遂行するためには，関係法規を正しく学ぶことが必要である。既存の法律を手がかりに，助産師としてどのようなことができるのか，その根拠や判断基準を確認しながら実際に対象者にかかわっていくことこそ，いま求められている専門職としての助産師といえる。

　関係法規を学ぶことは，法律の条文を覚えることと同義と理解している人も多いが，けっしてそれだけではない。なぜこのような法律が定められているのか，法律のしくみや用語の意味を知るのはもちろんのこと，これらの法律に反した場合，誰がどのように責任をとるのかなど一歩ふみ込んで考え，理解することが重要である。このように考えると，法律は助産師あるいはこれから助産師になろうとしている私たちの存在を明らかにしてくれるだけでなく，ときに私たちをまもってくれるものだということがわかる。

　また，時代の要請により法律は制定・改正されていく。私たちが支援の対象とする母子にかかわる法律も同様である。その経緯を知ることは，わが国が直面している課題を知ることにもつながる。法律を実践の場で活用できる助産師になるために，関係法規を学ぶ意義があることを忘れずにいてほしい。

1 医療法

　医療法は1948(昭和23)年に公布され，おもに医療を提供する病院・診療所・助産所の開設や管理などについて定めた法律である。高齢化や疾病構造の変化，医療技術の進歩など，わが国の社会情勢の変化に伴い改正されている。

　助産師は医療法，医療法施行令および医療法施行規則に基づき，助産所を開設・管理することができる。

■目的

　この法律は，①医療を受ける者の医療に関する適切な選択を支援するために必要な事項，②医療の安全を確保するために必要な事項，③病院・診療所・助産所の開設，管理に関する必要な事項，④施設の整備，施設相互

間の機能の分担，業務の連携を推進するために必要な事項，を定めることにより，医療を受ける者の利益の保護および良質かつ適切な医療を効率的に提供する体制の確保をはかり，国民の健康保持に寄与することを目的としている(第1条)。

■医療提供の理念

医療は，生命の尊重と個人の尊厳の保持を旨とし，医師，歯科医師，薬剤師，看護師など(医療の担い手)と医療を受ける者との信頼関係に基づき，医療を受ける者の心身の状況に応じた治療，疾病の予防，リハビリテーションを含む良質かつ適切なものでなければならない(第1条の2)。

医療の担い手は，良質かつ適切な医療を行うよう努めなければならない。また，医療を提供するにあたり適切な説明を行い，理解を得るよう努めなければならない(第1条の4)。

■助産所の定義，開設など

助産師は助産所を開設することができる。助産所とは，法第2条により「助産師が公衆又は特定多数人のためその業務(病院又は診療所において行うものを除く。)を行う場所」と規定されている。

助産師が助産所を開設したときは，開設後10日以内に都道府県知事に届け出ることになっている(第8条)が，助産師でない者が開設するときは，都道府県知事の許可が必要である(第7条)。

助産所の管理者は，助産師でなければならない(第11条)。また，助産所の管理者は，同時に10人以上の妊婦，産婦，褥婦を入所させてはならないが，臨時応急のためであればこの限りではない(第14条)。

助産所の開設者は，嘱託する医師，病院・診療所を定めておかなければならない(📖1)。出張のみによって業務に従事する助産師が，助産を行うことを約するときは，妊婦の異常に対応する病院・診療所を定めておかなければならない(📖2)(第19条)。

助産師の業務または助産所に関して広告できる事項は次のように規制され，虚偽またはほかの助産所と比較して優良である旨の広告，誇大広告などもしてはならない(第6条の7)。

(1)助産師である旨
(2)助産所の名称，電話番号，所在場所，助産所管理者の氏名
(3)就業日時，予約による業務の実施の有無
(4)入所施設の有無，定員，設備，助産師の数
(5)助産師の氏名，年齢，役職，略歴
(6)患者や家族からの医療相談に応ずるための措置，医療の安全を確保するための措置，個人情報の適正な取り扱いを確保するための措置
(7)嘱託医師の氏名，病院・診療所の名称，助産所の業務連携に関する事項
(8)助産録などの情報提供に関する事項

（9）その他厚生労働大臣が定める事項（口3）

助産所を廃止したときは、助産所の開設者が10日以内に都道府県知事に届け出なければならない（第9条）。

■医療の安全の確保

病院・診療所・助産所の管理者は、医療事故（医療従事者が提供した医療に起因し、または起因すると疑われる死亡、死産）が発生した場合には遅滞なく、医療事故調査・支援センターに報告するとともに（第6条の10）、すみやかに医療事故調査を行わなければならない（第6条の11）。

医療事故調査・支援センターは、医療事故が発生した病院などの管理者または遺族から調査の依頼があったときは、必要な調査を行うことができる。その調査に必要があると認めるときは、管理者に対し文書、口頭による説明、資料の提出などを求めることができ、管理者はこれをこばんではならない。医療事故調査・支援センターは、管理者が求めをこばんだときは公表することができる。医療事故調査・支援センターは、調査を終了したときは結果を管理者、遺族に報告しなければならない（第6条の17）。

2 ● 保健師助産師看護師法（保助看法）

保健師助産師看護師法は、1948（昭和23）に公布され、保健師、助産師、看護師、准看護師の資格や業務を規定するもので、時代の要請に応じ法改正が行われている。助産師は本法を熟知したうえで、専門性の向上に努める必要がある。ここでは、助産師に関する条文を中心に述べる。

■目的

この法律は、保健師、助産師、看護師の資質を向上し、医療、公衆衛生の普及向上をはかることを目的とする（第1条）。

■用語の定義

助産師とは、厚生労働大臣の免許を受けて、助産または妊婦、褥婦、新生児の保健指導を行うことを業とする女子をいう（第3条）（口4）。

■免許

助産師になるには、助産師国家試験および看護師国家試験に合格し、厚生労働大臣の免許を受けなければならない（第7条）。厚生労働省に助産師籍を備え、登録年月日、処分に関する事項、その他の助産師免許に関する事項を登録する（第10条）。

次のいずれかに該当する者には、免許が与えられないことがある（第9条）。これを相対的欠格事由という。

（1）罰金以上の刑に処せられた者
（2）業務に関し犯罪、不正行為があった者

NOTE

3 その他の広告可能な事項
　（平成19年厚生労働省告示
　第108号）
①助産師以外の従業員の氏名、年齢、
　性別、役職、略歴
②分娩介助の実施
③自宅分娩介助の実施
④保健指導の実施
⑤訪問指導の実施
⑥健康診査の実施
⑦助産所の分娩件数　など

4 内診
　分娩進行の状態把握を目的に行われる内診は、診療の補助ではなく助産に該当し、助産師または医師以外の者が行うことは許されない（平成14年11月14日　医政看発第1114001号／平成16年9月13日医政看発第0913002号）。

（3）心身の障害により業務を適正に行うことができない者として厚生労働省令で定めるもの（🔖5）

（4）麻薬，大麻，あへんの中毒者

また，厚生労働大臣は，次に掲げる処分をすることができる（第14条）。

（1）戒告

（2）3年以内の業務停止

（3）免許の取消し

厚生労働大臣は，戒告または3年以内の業務停止処分を受けた助産師，免許の取消し処分を受け再免許を受けようとする者に，再教育研修を受けるよう命ずることができる（第15条の2）。この命令に違反して再教育研修を受けなかった者は，50万円以下の罰金が科される（第45条）。

助産師は，免許を受けたあとも臨床研修などを受け，資質の向上をはかるように努めなければならない（第28条の2）。

■業務

助産師でない者は，助産または妊婦，褥婦，新生児の保健指導を業とすることはできない（第30条）。これを助産師の**業務独占**という。この規定に違反した者は，2年以下の懲役または50万円以下の罰金が科される（第43条）。

助産師でない者は，助産師またはまぎらわしい名称を使用してはならない。これを助産師の**名称独占**という（第42条の3）。この規定に違反した者は，30万円以下の罰金が科される（第45条の2）。

助産師は，医師，歯科医師の指示があった場合を除き診療機械の使用，医薬品の授与・指示など，医師，歯科医師が行わなければ衛生上危害を生ずるおそれのある行為をしてはならない。ただし，臨時応急の手当をし，臍帯切断，浣腸など，助産師の業務に当然に付随する行為は認められている（第37条）（🔖6）。この規定に違反した者は，6か月以下の懲役または50万円以下の罰金が科される（第44条の3）。

助産師は，妊婦，産婦，褥婦，胎児または新生児に異常があると認めたときは医師の診療を求め，みずから処置をしてはならない。ただし，臨時応急の手当は認められている（第38条）。この規定に違反した者は，6か月以下の懲役または50万円以下の罰金が科される（第44条の3）。

業務に従事する助産師は，2年ごとの年の12月31日現在における氏名，住所などの厚生労働省令で定める事項を，翌年1月15日までに就業地の都道府県知事に届け出なければならない（第33条）。この規定に違反した者は，50万円以下の罰金が科される（第45条）。

NOTE

5 厚生労働省令で定める者

視覚，聴覚，音声・言語機能，精神機能の障害により業務を適正に行うために必要な認知，判断，意思疎通を適切に行うことができない者（保健師助産師看護師法施行規則第1条）。

6 看護師が行う静脈内注射

医師，歯科医師の指示のもとに看護師が行う静脈注射は，保健師助産師看護師法第5条に規定する診療の補助行為の範疇として取り扱う（平成14年9月30日　医政発第0930002号）。

3 ● 医薬品，医療機器等の品質，有効性及び安全性の確保等に関する法律

1960（昭和35）年に公布され2013（平成25）年に改正・改称された本法は，

医薬品医療機器等法とよばれ，医薬品や医療機器などの安全性に関する規制の強化，再生医療等製品の新設，規制が盛り込まれた。ここでは助産師業務に重要な処方箋医薬品等の取扱いに関する条文を中心に述べる。

■目的

この法律は，医薬品，医薬部外品，化粧品，医療機器，再生医療等製品（医薬品等）の品質，有効性および安全性の確保，これらの使用による保健衛生上の危害の発生・拡大防止のために必要な規制を行うとともに，指定薬物の規制，医療上とくに必要性が高い医薬品，医療機器，再生医療等製品（🕮7）の研究開発促進に必要な措置を講じ，保健衛生の向上をはかることを目的とする（第1条）。

■毒薬および劇薬の取扱い

毒薬と劇薬では取扱いが異なる（▶表2-1）。

■処方箋医薬品の販売

薬局開設者または医薬品販売業者は，医師，歯科医師，獣医師から処方箋の交付を受けた者以外の者に，正当な理由なく医薬品を販売，授与してはならない（第49条）（🕮8）。

■添付文書の記載事項

医薬品は，添付文書に医薬品に関する最新の論文などにより得られた知見に基づき用法，用量，使用および取扱い上の注意などが記載されていなければならない（第52条）（🕮9）。

■副作用などの報告

医薬品などの製造販売業者は，副作用によるものと疑われる疾病，障害，死亡の発生，使用によるものと疑われる感染症の発生などを知ったときは，厚生労働大臣に報告しなければならない（第68条の10）。

📖 NOTE

7 再生医療等製品

医療，獣医療に使用されることが目的とされている物のうち，人または動物の細胞に培養などの加工を施したものをいう（薬機法第2条9項）。

8 処方箋医薬品販売の正当な理由

助産師が行う臨時応急の手当てのために，助産所の開設者に処方箋医薬品を販売する場合は「正当な理由」があるとして許可される。この場合，医師の書面による薬局への販売指示が必要だが，販売ごとの指示ではなく，包括的な指示でよい（平成26年3月18日　薬食発0318第4号）。

9 子宮収縮薬の添付文書改訂

2020（令和2）年「オキシトシン」（販売名：アトニン-O注1単位，同注5単位），「ジノプロスト」（プロスタルモン・F注射液1000，同注射液2000），「ジノプロストン」（プロスタグランジンE2錠0.5mg）の3品目は，添付文書の「使用上の注意」を改訂し，分娩監視装置を用いた連続的なモニタリングを行うことを記載した。

▶表2-1　毒薬と劇薬の取り扱い

毒薬の取扱い（第44条1項）	毒性が強いものとして厚生労働大臣が指定する医薬品	直接の容器，被包に黒地に白枠，白字で品名および「毒」の文字が記載されていなければならない。	毒薬，劇薬を取り扱う者は，他の物と区別して貯蔵，陳列しなければならない（第48条第1項）。	毒薬を貯蔵，陳列する場所には，鍵をかけなければならない（第48条第2項）。
劇薬の取扱い（第44条2項）	劇性が強いものとして厚生労働大臣が指定する医薬品	直接の容器，被包に白地に赤枠，赤字で品名および「劇」の文字が記載されていなければならない。		

4 ● 母子保健法

　1965(昭和40)年に公布された母子保健法制定の経緯は，児童福祉法の施策の一環として規定されていた母子保健に関する事項が，その重要性に鑑みて分離・独立したことによる。母子に関係する法律の中心となる母子保健法および母子保健法施行規則を理解し，助産師の担うべき役割の実現を目ざす必要がある。

■目的

　この法律は，母性および乳幼児の健康の保持・増進をはかるため母子保健に関する原理を明らかにするとともに，保健指導，健康診査，医療などの措置を講じ，国民保健の向上に寄与することを目的としている(第1条)。

■母子保健の理念

　母性は，すべての児童が健やかに生まれ，育てられる基盤であることに鑑み尊重，保護されなければならない(第2条)。

　乳幼児は，心身ともに健全な人として成長していくために，健康が保持・増進されなければならない(第3条)。

　母性は，みずから進んで妊娠，出産，育児についての正しい理解を深め，健康の保持・増進に努めなければならない。乳幼児の保護者は，みずから進んで育児についての正しい理解を深め，乳幼児の健康の保持・増進に努めなければならない(第4条)。

■国および地方公共団体の責務

　国および地方公共団体は，母性および乳幼児の健康の保持・増進に努めなければならない。また，それに関する施策は，乳幼児に対する虐待の予防，早期発見に資するものであることに留意し，母子保健の理念が具現されるように配慮しなければならない(第5条)。

■用語の定義

　第6条で以下のように定義されている。

(1)妊産婦：妊娠中または出産後1年以内の女子をいう。

(2)乳児：1歳未満の者をいう。

(3)幼児：満1歳から小学校就学前の者をいう。

(4)新生児：出生後28日未満の乳児をいう。

(5)未熟児：身体の発育が未熟のまま出生した乳児で，正常児が出生時に有する諸機能を得るにいたるまでの者をいう。

(6)保護者：親権を行う者，未成年後見人など，乳幼児を現に監護する者をいう。

■母子保健の向上に関する措置

❶知識の普及

　都道府県および市町村は，母性および乳幼児の健康の保持増進のため妊娠，出産，育児に関し相談に応じ，個別的または集団的に指導，助言を行い，地域住民の活動を支援することなどにより，母子保健に関する知識の普及に努め（第9条），相談に応じなければならない（第9条の2）（*注1）。

❷保健指導

　市町村は，妊産婦，配偶者，乳幼児の保護者に妊娠，出産，育児に関する保健指導を行い，または医師，歯科医師，助産師，保健師から保健指導を受けることを勧奨しなければならない（第10条）。

❸新生児，妊産婦の訪問指導など

　市町村長は，保健指導の結果により育児上必要があると認めるときは，医師，保健師，助産師などに新生児の保護者を訪問指導させる（第11条）。

　市町村長は，健康診査の結果により保健指導を必要とする妊産婦については，医師，助産師，保健師などに訪問指導させ，妊娠，出産に支障を及ぼすおそれがある疾病にかかっている疑いがあれば，医師，歯科医師の診療を受けることを勧奨する（第17条）（🔖10）。

❹幼児，妊産婦の健康診査

　市町村は，満1歳6か月から2歳未満，満3歳から4歳未満の幼児に，健康診査（1歳6か月児健診，3歳児健診）を行わなければならない（第12条）（🔖11）。さらに市町村は，必要に応じ妊産婦または乳幼児に健康診査を行い，または健康診査を受けることを勧奨しなければならない（第13条）。

❺栄養摂取に関する援助

　市町村は，妊産婦または乳幼児に対して，栄養摂取につき必要な援助をするように努める（第14条）。

❻妊娠の届出，母子健康手帳

　妊娠した者は，すみやかに市町村長に妊娠の届出をしなければならない（第15条）。市町村は，妊娠の届出をした者に，母子健康手帳を交付しなければならない（第16条第1項）。母子健康手帳の様式は，母子保健法施行規則第7条により定められている。

　妊産婦は，医師，歯科医師，助産師，保健師による健康診査，保健指導を受けたときは，母子健康手帳に必要な事項の記載を受けなければならない。健康診査，保健指導を受けた乳児幼児の保護者も同様とする（第16条第2項）。

❼低出生体重児の届出

　体重が2,500g未満の乳児が出生したときは，保護者はすみやかに市町村に届出なければならない（第18条）。

❽未熟児の訪問指導

　市町村長は，養育上必要があると認めるときは医師，保健師，助産師などに未熟児の保護者を訪問指導させる（第19条）。

*1　2024（令和6）年4月1日施行

10　療養援護費

　所得に応じて妊娠高血圧症候群，糖尿病，貧血，産科出血，心疾患に罹患している妊産婦に療養援護費の支給制度がある。実施主体は，都道府県および政令市である。

11　健康診査

　健康診査の項目は，母子保健法施行規則第2条に定められている。

❾養育医療

市町村は，養育のため病院・診療所に入院することを必要とする未熟児に，養育に必要な医療(養育医療)の給付を行い，または費用を支給することができる。養育医療の給付は，都道府県知事が指定する指定養育医療機関に委託して行う(第20条)。

■こども家庭センターの母子保健事業

こども家庭センターは，以下に掲げる事業を行い，母性および乳幼児の健康の保持・増進に関する包括的な支援を行うことを目的とする施設である。

(1)必要な実情の把握

(2)母子保健に関する各種相談

(3)保健指導

(4)保健医療に関する機関との連絡調整と支援

(5)健康診査，助産などの母子保健に関する事業

■産後ケア事業

産後ケア事業は，2021(令和3)年4月に施行された。

市町村は，出産後1年を経過しない女子および乳児の心身の状態に応じた保健指導，療養に伴う世話，育児に関する指導，相談などの援助(産後ケア)を必要とする者に，次に掲げる事業(産後ケア事業)を行うよう努めなければならない。産後ケア事業の人員，設備，運営に関しては，内閣府令で定める基準に従って行わなければならない(第17条の2)。

(1)短期入所型：産後ケアを必要とする出産後1年を経過しない女子および乳児を短期間入所させ，産後ケアを行う事業

(2)通所型(デイサービス型)：産後ケアを必要とする出産後1年を経過しない女子および乳児を通わせ，産後ケアを行う事業

(3)居宅訪問型(アウトリーチ型)：産後ケアを必要とする出産後1年を経過しない女子および乳児の居宅を訪問し，産後ケアを行う事業

市町村は，産後ケア事業の実施にあたり，妊娠から出産後にいたる支援を切れ目なく行う観点から，①こども家庭センターなどとの連絡・調整，②この法律に基づく母子保健に関する他の事業，児童福祉法などに基づく母性および乳児の保健，福祉に関する事業，との連携をはかることにより，妊産婦および乳児に対する支援の一体的な措置を講ずるよう努めなければならない。

5 母体保護法

母体保護法は 1948(昭和 23)年に公布された。不妊手術および人工妊娠中絶などの定義や適用条件を示し，母体の生命健康の保護に資するものである。1996(平成 8)年に優生保護法から改正・改称され，優生思想に基づく差別的規定を削除した経緯がある。

■目的

この法律は，不妊手術および人工妊娠中絶に関する事項を定めることなどにより，母性の生命健康を保護することを目的としている(第 1 条)。

■不妊手術

不妊手術とは，生殖腺を除去することなしに，生殖を不能にする手術をいう(第 2 条)。

医師は，①妊娠，分娩が母体の生命に危険を及ぼすおそれのある者，②現に数人の子があり，分娩ごとに母体の健康度を著しく低下するおそれのある者に，本人および配偶者の同意を得て不妊手術を行うことができる。ただし，未成年者に行うことはできない(第 3 条)。

■人工妊娠中絶

人工妊娠中絶とは，胎児が母体外で生命を保続することのできない時期(妊娠 22 週未満と解釈されている)に，人工的に胎児および付属物を母体外に排出することをいう(第 2 条)。

医師会の指定する医師(指定医師)は，①妊娠の継続または分娩が身体的，経済的理由により母体の健康を著しく害するおそれのある者，②暴行，脅迫，抵抗または拒絶することができない間に姦淫されて妊娠した者に，本人および配偶者の同意を得て人工妊娠中絶を行うことができる。配偶者がわからない，意思を表示することができない，亡くなったときには，本人の同意だけでよい(第 14 条)。

■受胎調節実地指導

女子に対して厚生労働大臣が指定する避妊用の器具を使用する受胎調節実地指導は，医師のほか，都道府県知事の指定を受けた助産師，保健師，看護師でなければ行うことはできない。ただし，子宮腔内に避妊用の器具を挿入する行為は，医師でなければ行ってはならない(第 15 条)。この規定に違反した者は，50 万円以下の罰金が科される(第 29 条)。

■守秘義務

不妊手術，人工妊娠中絶の施行に従事した者は，職務上知りえた人の秘密をもらしてはならない。職を退いたあとも同様とする(第 27 条)。この規定に違反した者は，6 か月以下の懲役または 30 万円以下の罰金が科せ

られる(第33条)。

6 児童福祉法

　児童福祉法は1947(昭和22)年に公布され，児童の心身の健康保持に必要な措置を講じて，児童の福祉をはかることを目的に制定された。母子保健法の成立により母子保健に関する事項は分離されたが，児童福祉法には助産施設をはじめ，助産師業務に関連する重要な条文が多く含まれるため，正確に理解する必要がある。

■児童福祉の理念

　すべて児童は，児童の権利に関する条約の精神に従い，①適切に養育されること，②生活を保障されること，③愛され保護されること，④心身の健やかな成長発達および自立がはかられることなど，福祉を等しく保障される権利を有する(第1条)(➡12)。

　すべて国民は，児童が良好な環境に生まれ，社会のあらゆる分野において児童の年齢，発達の程度に応じて意見が尊重され，最善の利益が優先して考慮され，心身ともに健やかに育成されるよう努めなければならない。

　児童の保護者は，児童を心身ともに健やかに育成することに第一義的責任を負う。

　国および地方公共団体は，児童の保護者とともに，児童を心身ともに健やかに育成する責任を負う(第2条)。

■用語の定義

　第4条および第6条の3で以下のように定義されている。
(1)乳児とは1歳未満，幼児とは満1歳から小学校就学前，少年とは小学校就学から18歳未満，児童とは18歳未満の者をいう。
(2)障害児：身体障害児，知的障害児，精神障害児(発達障害児を含む)，治療方法が確立していない疾病で障害の程度が厚生労働大臣が定める程度の児童をいう。
(3)要保護児童：保護者のない児童または保護者に監護させることが不適当と認められる児童をいう。
(4)要支援児童：保護者の養育を支援することがとくに必要と認められる児童をいう。
(5)特定妊婦：出産後の養育について出産前に支援を行うことがとくに必要と認められる妊婦をいう。

NOTE

**12 児童の権利に関する条約
　　(子どもの権利条約)**

　1989(平成元)年第44回国連総会において採択され，日本は1994(平成6)年に批准した。これにより，児童福祉法の理念に明記された経緯がある。

■児童福祉施設

　児童福祉施設とは，助産施設，乳児院，母子生活支援施設，保育所，幼保連携型認定こども園，児童厚生施設，児童養護施設，障害児入所施設，児童発達支援センター，児童心理治療施設，児童自立支援施設，児童家庭

▶表2-2　助産施設と母子生活支援施設の違い

助産施設	保健上必要があるにもかかわらず，経済的理由により，入院助産を受けることができない妊産婦を入所させて，助産を受けさせることを目的とする施設（第36条）	都道府県，市，福祉事務所を設置する町村は，福祉事務所の所管区域内における妊産婦が，保健上必要があるにもかかわらず，経済的理由により入院助産を受けることができない場合において妊産婦から申込みがあったときは，助産施設で助産を行わなければならない（第22条）。
母子生活支援施設	配偶者のない女子および児童を入所させて保護するとともに，自立促進のために生活を支援することを目的とする施設（第38条）	都道府県，市，福祉事務所を設置する町村は，福祉事務所の所管区域内における保護者が配偶者のない女子で，監護すべき児童の福祉に欠けるところがある場合において保護者から申込みがあったときは，保護者および児童を母子生活支援施設で保護しなければならない（第23条）。

支援センターとする（第7条）（▶表2-2）。

■児童相談所

　都道府県は，児童相談所を設置しなければならない。児童相談所は，以下に掲げる業務を行う（第12条）。
(1) 児童および妊産婦の福祉に関し，市町村相互間の連絡調整，情報提供を行う。
(2) 各市町村の区域をこえた広域的な見地から，実情の把握に努める。
(3) 児童に関する家庭からの相談のうち，専門的な知識，技術を必要とするものに応ずる。
(4) 児童および家庭の調査，医学・心理学・教育学・社会学的および精神保健上の判定を行う。
(5) 児童および保護者の調査，判定に基づいて，児童の健康および心身の発達などに関する専門的な知識，技術を必要とする指導を行う。
(6) 児童の一時保護を行う。
(7) 一時保護解除後の家庭の環境調整，児童の状況把握などの措置により児童の安全を確保する。
(8) 里親に関する普及啓発，里親の相談に応じ，必要な情報提供，助言，研修などの援助を行う。
(9) 児童を養子とする養子縁組に関する者の相談に応じ，必要な情報提供，助言などの援助を行う。
(10) 児童および妊産婦の福祉に関し，広域的な対応が必要な業務を行う。

■要保護児童の保護措置など

　要保護児童を発見した者は，直接または児童委員を介して福祉事務所または児童相談所に通告しなければならない（第25条）。

　地方公共団体は単独または共同して，要保護児童の適切な保護，要支援児童または特定妊婦への適切な支援をはかるため，要保護児童対策地域協議会をおくように努めなければならない(第25条の2)。

　保護者が児童を虐待し，著しく監護を怠り，保護者に監護させることが著しく児童の福祉を害する場合は，都道府県は家庭裁判所の承認を得て，里親に委託または乳児院，児童養護施設などに入所させることができる(第28条)。

■子育て支援事業

　市町村は，児童の健全な育成に資するため，放課後児童健全育成事業，子育て短期支援事業，乳児家庭全戸訪問事業，養育支援訪問事業，地域子育て支援拠点事業，一時預かり事業，病児保育事業，子育て支援事業(📖13)などが着実に実施されるよう，必要な措置の実施に努めなければならない(第21条の9)。

(1) 子育て短期支援事業：保護者の疾病などの理由により家庭で養育を受けることが一時的に困難となった児童を，内閣府令の定めにより，児童養護施設などに入所させ，または里親などに委託し，必要な保護を行う事業をいう(第6条の3)。

(2) 乳児家庭全戸訪問事業(こんにちは赤ちゃん事業)：市町村の区域内すべての乳児のいる家庭を訪問することにより，子育てに関する情報の提供，乳児および保護者の心身の状況および養育環境の把握，養育の相談，助言などの援助を行う事業をいう(第6条の3)。

(3) 養育支援訪問事業：特定妊婦，要支援児童などに対し，養育が適切に行われるよう居宅で相談，指導，助言などの支援を行う事業をいう(第6条の3)。

■小児慢性特定疾病医療費助成制度

　小児慢性特定疾病とは，児童が疾病にかかっていることにより長期療養を必要とし，生命に危険がおよぶおそれがあるものであって，療養のために多額の費用を要するものとして厚生労働大臣が定める疾病をいう(第6条の2)。2021(令和3)年から788疾病が対象となっている。

　都道府県は，小児慢性特定疾病児童が医療支援を受けたときは，医療費を支給する(第19条の2)。

7 地域保健法

　地域保健法は1947(昭和22)年に公布され，少子高齢化や疾病構造の変化などに対応した地域保健対策の総合的な推進，強化をはかるため，1994(平成6)年に保健所法から改正・改称された。これにより，地域保健対策の推進に関する基本指針や，保健所および市町村保健センターに関する基本的事項が定められた。

📖 NOTE

13 子育て支援事業

　妊産婦等生活援助事業が2024年4月に新設された。家庭生活に支障が生じた特定妊婦と子どもを対象に，住居に入居させ，または事業所などに通所，食事の提供などの支援を行う。また，養育に関する相談・助言，関係機関との連絡調整，特別養子縁組の情報提供などを行う。

　地域における助産師の活動は広がり，また保健師との連携，協働も重要性を増している。助産師はこの法律を理解し，地域で生活する母子が安心して暮らせる社会の実現に努める必要がある。

■目的

　この法律は，地域保健対策の推進に関する基本指針，保健所の設置などの基本事項を定めることにより，母子保健法などの地域保健対策に関する法律による対策が地域で総合的に推進されることを確保し，地域住民の健康の保持・増進に寄与することを目的としている(第1条)。

■基本理念

　地域住民の健康の保持・増進を目的として国および地方公共団体が講ずる施策は，わが国における急速な高齢化の進展，保健医療を取り巻く環境の変化などに即応し，地域における公衆衛生の向上，増進をはかるとともに，地域住民の多様化，高度化する保健，衛生，生活環境などに関する需要に適確に対応することができるように地域の特性，社会福祉などの関連施策との有機的な連携に配慮し，総合的に推進されることを基本理念とする(第2条)。

■地域保健対策の推進に関する基本指針

　厚生労働大臣は，地域保健対策の円滑な実施，総合的な推進をはかるため，地域保健対策の推進に関する基本指針を定め，公表しなければならない(第4条)。
(1)地域保健対策の推進の基本的な方向
(2)保健所，市町村保健センターの整備，運営に関する基本的事項
(3)地域保健対策にかかわる人材の確保，資質の向上，人材確保支援計画の策定に関する基本的事項
(4)地域保健に関する調査，研究に関する基本的事項
(5)社会福祉などの関連施策との連携に関する基本的事項
(6)地域保健対策の推進に関する重要事項

■保健所

　保健所は，都道府県，指定都市，中核市，政令市，東京都の特別区が設置する(第5条)。
　保健所は，次に掲げる事項の企画，調整，指導，事業を行う(第6条)。
(1)地域保健に関する思想の普及，向上に関する事項
(2)人口動態統計に関する事項
(3)栄養の改善，食品衛生に関する事項
(4)住宅，水道，下水道，廃棄物の処理，清掃など，環境の衛生に関する事項
(5)医事，薬事に関する事項

(6) 保健師に関する事項

(7) 公共医療事業の向上，増進に関する事項

(8) 母性および乳幼児，老人の保健に関する事項

(9) 歯科保健に関する事項

(10) 精神保健に関する事項

(11) 治療方法が確立していない疾病により長期療養を必要とする者の保健に関する事項

(12) エイズ，結核，性病，伝染病などの予防に関する事項

(13) 衛生上の試験，検査に関する事項

(14) 地域住民の健康の保持増進に関する事項

■市町村保健センター

市町村は，市町村保健センターを設置することができる。市町村保健センターは，住民に健康相談，保健指導，健康診査などの事業を行うことを目的とする施設である(第18条)。

8 戸籍法

戸籍は，人の出生から死亡にいたるまでの親族関係を公証するものであり，戸籍法に基づき日本国民について編製される。助産師は出生証明書の交付義務があり，この法律の規定を正確に理解する必要がある。また，なんらかの理由によって出生の届出がされないことで生ずる無戸籍という社会問題にも目を向ける必要がある。

■事務

戸籍に関する事務は，市町村長が管掌する(第1条)。

■戸籍簿

戸籍は，市町村の区域内に本籍を定める夫婦，氏を同じくする子ごとに編製する(第6条)(🔲14)。戸籍に記載されている者，配偶者，直系尊属，直系卑属は，戸籍謄本などの交付を請求することができる。

■戸籍の記載

戸籍には本籍のほか，次の事項を記載しなければならない(第13条)。

(1) 氏名(🔲15)

(2) 出生年月日

(3) 戸籍に入った原因，年月日

(4) 実父母の氏名，続柄

(5) 養子であるときは養親の氏名，続柄

(6) 夫婦については，夫または妻である旨

(7) 他の戸籍から入った者については，その戸籍の表示

NOTE

14 女性の再婚禁止期間

父子関係をめぐる紛争の発生を未然に防ぐことを目的に設けられた女性の再婚禁止期間は，2016(平成28)年の民法改正により「前婚の解消または取消しの日から起算して100日」に短縮された。また，再婚禁止期間内にあっても，医師の証明書添付により婚姻の届出が受理されることになった。

15 改正戸籍法

改正戸籍法が，2023(令和5)年6月に成立した。氏名には仮名表記が追加され，仮名の読み方は一般に認められているものでなければならないとした。なお，現時点(2023年10月)では施行日は未定である。

（8）その他法務省令で定める事項

■出生の届出

　出生の届出は，14日以内（国外で出生のときは3か月以内）にしなければならない（第49条第1項）（🔲16）。正当な理由なく期間内に届出をしない者は，5万円以下の過料が科される（第137条）。

　届書には，次の事項を記載しなければならない（第49条第2項）。

（1）子の男女の別，嫡出子または嫡出でない子の別

（2）出生年月日，時分，場所

（3）父母の氏名，本籍，父または母が外国人であるときは氏名，国籍

（4）その他法務省令で定める事項

　医師，助産師，他の者が出産に立ち会った場合には，①医師，②助産師，③他の者の順序に従って，そのうちの1人が法務省令・厚生労働省令の定めによって作成する出生証明書を届書に添付しなければならない（第49条第3項）。出生の届出は，出生地ですることができる（第51条）。

■死亡の届出

　死亡の届出は，届出義務者が死亡の事実を知った日から7日以内（国外で死亡のときは，事実を知った日から3か月以内）にしなければならず，届書には診断書または検案書を添付しなければならない（第86条）。

　次の者は，順序に従って死亡の届出をしなければならない。ただし，順序にかかわらず届出をすることができる。

（1）第1：同居の親族（第87条第1項）

（2）第2：他の同居者（第87条第1項）

（3）第3：家主，地主，家屋，土地の管理人（第87条第1項）

（4）その他：同居の親族以外の親族，後見人，保佐人，補助人，任意後見人，任意後見受任者（第87条第2項）

　死亡の届出は，死亡地ですることができる（第88条）。

9 ● 刑法

　刑法は，どのような行為が犯罪となり，その犯罪に対してどのような刑罰が科されるのかを定めた法である。1907（明治40）年に公布されたものだが，近年における性犯罪の実情に鑑み，2017（平成29）年に大幅な改正が行われた。

　ここでは，助産師業務に重要な「業務上過失致死傷等」「堕胎」「強制性交，監護者性交等」に関する条文を中心に述べる（＊注1）。

■業務上過失致死傷等の罪

　業務上必要な注意を怠り，人を死傷させた者は，5年以下の懲役または禁錮，100万円以下の罰金に処する（第211条）（🔲17）。

＊1　秘密漏示の罪（刑法第134条）については，B節で後述する。

16 出生届の例外

　外性器の異常により性分化疾患が疑われる場合は，出生届を保留することが可能である（日本小児内分泌学会性分化委員会性分化疾患初期対応の手引き，2011年1月）。

17 医療過誤で問われる刑事責任

　助産師がおこした医療過誤で問われる刑事責任は，業務上過失致死傷等の罪が考えられる。これは，業務上でない過失傷害（刑法第209条），過失致死（刑法第210条）と比べ重い刑罰が定められている。しかし，医療過誤裁判で刑事責任が追及される例はあまり多くない。

　看護師が，高齢患者の爪を切り取ったなどとして傷害罪（刑法204条）を認定した第1審判決を破棄し，正当業務行為として違法性が阻却され無罪となった事例は参照されたい（福岡高等裁判所，2020（平成22）年9月16日判決）。

■堕胎の罪

堕胎は，胎児の生命に対する侵害であると同時に，母体の健康にとっても有害である。

妊娠中の女子が薬物または他の方法により堕胎したときは，1年以下の懲役に処する(第212条)。

女子の嘱託または承諾を得て堕胎させた者は，2年以下の懲役，それによって女子を死傷させた者は，3か月以上5年以下の懲役に処する(第213条)。

医師，助産師，薬剤師，医薬品販売業者が女子の嘱託または承諾を得て堕胎させたときは，3か月以上5年以下の懲役，それによって女子を死傷させたときは，6か月以上7年以下の懲役に処する(第214条)。しかし，母体保護法が適用される場合は違法性が阻却され，処罰対象にならないと解されている。

女子の嘱託または承諾を得ないで堕胎させた者は，6か月以上7年以下の懲役，それによって女子を死傷させた者は，傷害の罪と比較して重い刑により処断する(第215条，第216条)。

■不同意性交，監護者性交等の罪

性犯罪は重大な人権侵害であり，心身に深い傷を負わせる許されざる行為である(🔖18)。

同意しない意思を形成し，表明や全うすることが困難な状態にさせ，またはその状態にあることに乗じて性交等をした者は，婚姻関係の有無にかかわらず，5年以上の有期拘禁刑に処する(第177条)。16歳未満の者に性交等をした者も同様とする(第177条)。

18歳未満の者に，監護する者という影響力があることに乗じて性交をした者は，第177条(不同意性交等の罪)と同様に処する(第179条)。

10 ◗ 労働基準法

労働基準法は，1947(昭和22)年に公布された。労働条件を「労働者が人に値する生活を営むための必要を充たすべきもの」(第1条)と定め，本法に規定する最低の労働条件の基準を低下させてはならず，向上をはかるように努めなければならないとした。ここでは，女性労働者の母性保護の観点から，関連条文を述べる。

■男女同一賃金の原則

使用者は，労働者が女性であることを理由に，賃金について男性と差別的取扱いをしてはならない(第4条)。

■危険有害業務の就業制限

使用者は，妊娠中の女性および産後1年を経過しない女性(妊産婦)に重

量物を取り扱う業務，有害ガスを発散する場所における業務など，妊産婦の妊娠，出産，哺育に有害な業務につかせてはならない(第64条の3)。

■産前産後

　使用者は，6週間(多胎妊娠の場合は14週間)以内に出産予定の女性が休業を請求した場合は，就業させてはならない。また，産後8週間を経過しない女性を就業させてはならない。ただし，産後6週間を経過した女性が請求した場合は，医師が支障ないと認めた業務につかせることは差しつかえない。使用者は，妊娠中の女性が請求した場合は，ほかの軽易な業務に転換させなければならない(第65条)。

　また，妊産婦が請求した場合は，1週間に40時間，1日に8時間をこえての労働や，時間外労働，休日労働，深夜業をさせてはならない(第66条)(□19)。

■育児時間

　生後1年未満の生児を育てる女性は，休憩時間(労働時間が6時間をこえる場合は45分，8時間をこえる場合は1時間)のほか，1日2回それぞれ30分，育児時間を請求することができる(第67条)。

■生理日の就業が著しく困難な女性に対する措置

　使用者は，生理日の就業が著しく困難な女性が休暇を請求したときは，就業させてはならない(第68条)。

11 ● 育児休業，介護休業等育児又は家族介護を行う労働者の福祉に関する法律
(育児介護休業法)

　本法は，子の養育，家族の介護を容易にするため労働時間などに関し事業主が講ずべき措置を定め，労働者に対する支援措置を講ずることにより雇用の継続，再就職の促進をはかり，職業生活と家庭生活の両立に寄与することを目的に制定され，1991(平成3)年に公布された。ここでは，女性労働者の母性保護の観点から，関連条文を述べる。

■育児休業

　労働者は，養育する1歳未満の子について，事業主に申し出ることにより育児休業をすることができる。また，一定の条件を満たす場合は，2歳未満まで育児休業をすることができる(第5条)(□20)。

　事業主は，労働者からの育児休業申出をこばむことができず(第6条)，労働者が育児休業をしたことを理由に，解雇などの不利益な取り扱いをしてはならない(第10条)(□21)。

NOTE

19 変形労働時間制
　労使協定，就業規則などで定めることにより，業務の繁閑に応じ労働時間の配分を認める制度である(労働基準法第32条の2)。この制度がとられる場合であっても，妊産婦が請求した場合は，1日および1週間の法定時間をこえて労働させることはできない。

20 法律の改正
　2022(令和4)年の改正により，出生時育児休業(産後パパ育休)が創設された。子の出生後8週間以内に4週間まで取得でき，分割取得も可能である。

21 育児休業給付金
　育児休業期間は，雇用保険法により育児休業給付金(賃金日額×67%により算出。ただし，6か月経過後は賃金日額×50%により算出)が支給される。

■同一の子について配偶者が育児休業する場合の特例(パパ・ママ育休プラス)

労働者の配偶者が，子の1歳到達日以前のいずれかの日に育児休業している場合は，1歳2か月未満の子について，育児休業することができる(第9条の2)。

■子の看護休暇の申出

小学校就学前の子を養育する労働者は，1年度に5日(子が2人以上の場合は10日)を限度として負傷，疾病にかかった子の世話，疾病予防をはかるために必要な世話を行うための休暇(子の看護休暇)を取得することができる(第16条の2)。子の看護休暇は，2021(令和3)年より，時間単位でも取得できるようになった(育児休業，介護休業等育児又は家族介護を行う労働者の福祉に関する法律施行規則第40条)。

■時間外労働の制限

事業主は，小学校就学前の子を養育する労働者が請求したときは，労働時間を延長してはならない(第17条)。

■深夜業の制限

事業主は，小学校就学前の子を養育する労働者が請求した場合は，午後10時から午前5時までの間労働させてはならない(第19条)。

■所定労働時間の短縮措置など

事業主は，3歳未満の子を養育する労働者に，育児のための所定労働時間の短縮措置を講じなければならない(第23条)。

■職場における育児休業等に関する言動に起因する問題に関する雇用管理上の措置など

事業主は，育児休業などの制度の利用に関する言動により，労働者の就業環境が害されることのないよう相談に応じ，適切に対応するために必要な体制の整備，雇用管理上必要な措置を講じなければならない(第25条)。

12 配偶者からの暴力の防止及び被害者の保護に関する法律(配偶者暴力防止法，DV防止法)

本法は，2001(平成13)年に公布された。配偶者からの暴力は，犯罪となる行為をも含む重大な人権侵害であるにもかかわらず，被害者の救済が十分に行われてこなかった。本法はこれに言及し，被害者を保護するための施策を講ずることを目的としている。

助産師は業務上，配偶者からの暴力を発見する機会が多い。そのため，本法を理解し，的確な初期対応を行う責務がある。

■目的

　配偶者からの暴力にかかわる通報，相談，保護，自立支援などの体制を整備することにより，配偶者からの暴力の防止および被害者の保護をはかることを目的としている(前文)。

■定義

　配偶者からの暴力とは，配偶者からの身体に対する暴力，心身に有害な影響を及ぼす言動をいい，離婚した場合に，配偶者であった者から引き続き受ける身体に対する暴力などを含む。

　この法律にいう「配偶者」には，婚姻の届出をしていないが事実上婚姻関係と同様の事情にある者を含み，「離婚」には，婚姻の届出をしていないが事実上婚姻関係と同様の事情にあった者が，事実上離婚したと同様の事情に入ることを含む。

■配偶者からの暴力の発見者による通報

　医師その他の医療関係者は，業務を行うにあたり，配偶者からの暴力によって負傷，疾病にかかったと認められる者を発見したときは，配偶者暴力相談支援センターまたは警察官に通報することができる。この場合は，その者の意思を尊重するよう努める。刑法などの守秘義務に関する法律の規定は，通報することを妨げない(第6条)。

■警察官による被害の防止

　警察官は，通報などにより配偶者からの暴力が行われていると認めるときは暴力の制止，被害者の保護など，暴力による被害の発生を防止するために必要な措置を講ずるよう努めなければならない(第8条)。

■被害者保護のための関係機関の連携協力

　配偶者暴力相談支援センター，都道府県警察，福祉事務所，児童相談所などの関係機関は，被害者の保護が適切に行われるよう，相互に連携をはかりながら協力するよう努める(第9条)。

■接近禁止命令等

　被害者が生命，身体に重大な危害を受けるおそれが大きいときは，裁判所は被害者の申し立てにより，配偶者に次に掲げる事項を命ずる(第10条)(📖22)(▶表2-3)。

13 🌓 | 母子及び父子並びに寡婦福祉法
(母子父子寡婦法)

　社会保障法の1つであり，経済・社会的に不安定な生活になりがちなひとり親世帯に援助を行い，経済的な自立と，扶養している児童の福祉を増

📖 NOTE

22 接近禁止命令

　法改正により，接近禁止の対象は被害者の子および親族まで拡大された。

▶表2-3 配偶者への命令

被害者への接近禁止命令	命令の効力が生じた日から起算して1年間	被害者の住居などで身辺につきまとい，被害者の住居，勤務先など通常所在する場所の付近を徘徊してはならない。	第10条第1項
被害者への電話など禁止命令（接近禁止命令と同時またはその発令後に発令）	命令の効力が生じた日から起算して1年間	被害者に，次に掲げるいずれの行為もしてはならない。①面会の要求②行動の監視を告げる③著しく粗野，乱暴な言動④無言・連続の電話，FAX・電子メールの送信等⑤午後10時から午前6時までの電話，FAX・電子メールの送信等⑥汚物，動物の死体など著しく不快，嫌悪な物の送付⑦名誉を害する事項を告げる⑧性的羞恥心を害する事項を告げる	第10条第2項
被害者の同居の子への接近禁止命令（接近禁止命令と同時またはその発令後に発令）	命令の効力が生じた日から起算して1年間	子の住居，学校などで身辺につきまとい，子の住居，学校など通常所在する場所の付近を徘徊してはならない。ただし，子が15歳以上の場合は，同意がある場合に限る。	第10条第3項
被害者の親族への接近禁止命令（接近禁止命令と同時またはその発令後に発令）	命令の効力が生じた日から起算して1年間	親族の住居などで身辺につきまとい，親族の住居，勤務先など通常所在する場所の付近を徘徊してはならない。	第10条第4項

進させるための法律である。父子も支援対象であることを明確にするため，2014(平成26)年の法改正で「母子及び寡婦福祉法」から改称された。

■基本理念

すべて母子・父子家庭は，児童がおかれている環境にかかわらず，心身ともに健やかに育成されるために必要な諸条件と，健康で文化的な生活が保障される。

寡婦は，健康で文化的な生活が保障される(第2条)(📖 23)。

23 寡婦

配偶者のない女子で，かつて配偶者のない女子として児童を扶養していた者をいう。
児童：20歳未満の者をいう。
注釈）児童福祉法や児童虐待の防止等に関する法律の「児童」は，18歳未満の者をいう。

■国および地方公共団体の責務

国および地方公共団体は，母子・父子家庭および寡婦の福祉を増進する責務を有する(第3条)。

■自立への努力

母子家庭の母，父子家庭の父，寡婦は，みずから進んで自立をはかり家庭生活，職業生活の安定と向上に努めなければならない(第4条)。

■福祉資金の貸付け

都道府県は，配偶者のない女子，配偶者のない男子，寡婦の経済的自立の助成と生活意欲の助長をはかり，児童および寡婦の被扶養者の福祉を増進するため，次に掲げる資金を貸し付けることができる(第13条，第31条の6，第32条)。

(1)事業資金

(2)児童，寡婦の被扶養者の修学資金

(3)知識技能習得資金

(4)その他政令で定めるもの

■自立支援給付金

都道府県，市，福祉事務所を設置する町村は，次に掲げる給付金を支給することができる(第31条，第31条の10)。

❶自立支援教育訓練給付金

配偶者のない女子および男子で児童を扶養している者が，厚生労働省令で定める教育訓練を修了した場合に，経費の60%(最大80万円)が支給される。

❷高等職業訓練促進給付金

配偶者のない女子および男子で児童を扶養している者が，安定した職業につくことを容易にするために必要な資格(看護師，介護福祉士，保育士等)を取得する目的で養成機関で修業する場合に給付される。

そのほか政令で定めるものがある。

■特定教育・保育施設の利用に関する特別の配慮

市町村は，子ども・子育て支援法に規定する特定教育・保育施設，特定地域型保育事業の利用について，母子・父子家庭の福祉が増進されるように特別の配慮をしなければならない(第28条，第31条の8)。

14 ◕ 健康保険法

健康保険法や国民健康保険法は，古くからある社会保障法の1つであり，1922(大正11)年に公布された。これらの法律によりわが国は，1961(昭和36)年に国民皆保険が実現し，誰もが安心して保健医療を受けられるようになった。ここでは，助産師業務に重要な「出産育児一時金」「出産手当金」に関する条文を中心に述べる。

■目的

この法律は，労働者または被扶養者の疾病，負傷，死亡，出産に関して保険給付を行い，国民の生活の安定と福祉の向上に寄与することを目的としている(第1条)(🔖24)。

24 被扶養者の定義

2020(令和2)年の改正により「日本国内に住所を有する」という居住要件が加わった。

■出産育児一時金

被保険者または被扶養者が出産したときは，出産育児一時金として政令で定める金額を支給する(第101条)(▶p.31)。

■資格喪失後の出産育児一時金の給付

1年以上被保険者であった者が，資格喪失後6か月以内に出産したときは，出産育児一時金の支給を受けることができる(第106条)。

■出産手当金

被保険者が出産したときは，出産日(出産日が出産予定日後のときは，出産予定日)以前42日(多胎妊娠の場合は98日)から出産日以後56日までの間労務に服さなかった期間，出産手当金を支給する。支給額は1日につき，標準報酬月額の3分の2に相当する金額である(第102条)。

15 ● 性同一性障害の性別の取扱いの特例に関する法律(性同一性障害特例法，GID特例法)

本法は，2003(平成15)年に公布された。これにより，戸籍上の性別変更が可能となった。助産師はこの法律とともに，トランスジェンダーを含む性的マイノリティの人権問題にも目を向け，当事者を支援する必要がある。

■定義

性同一性障害者とは，生物学的に性別が明らかであるにもかかわらず，心理的には他の性別との持続的な確信をもち，自己を身体的，社会的に他の性別に適合させようとする意思を有する者で，診断を的確に行うために必要な知識，経験を有する2人以上の医師の診断が一致しているものをいう(第2条)。

■性別の取扱いの変更の審判

家庭裁判所は，性同一性障害者で次の各号のいずれにも該当するものについて，その者の請求により性別の取り扱いの変更の審判をすることができる(第3条)。
(1)20歳以上であること
(2)現に婚姻をしていないこと
(3)現に未成年の子がいないこと
(4)生殖腺がないことまたは生殖腺の機能を永続的に欠く状態にあること
(5)他の性別にかかわる身体の性器に近似する外観を備えていること

■性別の取扱いの変更の審判を受けた者に関する法令上の取扱い

性別の取扱いの変更の審判を受けた者は，民法などの適用については，

ほかの性別にかわったものとみなす。しかし，性別の取扱いの変更の審判前に生じた身分関係，権利義務に影響を及ぼさない(第4条)。

16 ● 児童虐待の防止等に関する法律
(児童虐待防止法)

　本法は，2000(平成12)年に公布された。児童虐待が社会問題化されていることを背景に，改正により法の適用の範囲を広げている。子どもの生命をまもるため，児童虐待の早期発見や通告など，助産師として迅速かつ適切な対応が望まれる。

■目的

　この法律は，児童虐待が児童の人権を著しく侵害し，心身の成長，人格の形成に重大な影響を与えるとともに，わが国における将来の世代の育成にも懸念を及ぼすことに鑑み，児童に対する虐待の禁止，予防，早期発見などの児童虐待の防止に関する国および地方公共団体の責務，児童虐待を受けた児童の保護，自立支援措置を定めることにより，児童虐待の防止に関する施策を促進し，児童の権利利益の擁護に資することを目的としている(第1条)。

■児童虐待の定義

　児童虐待とは，保護者が監護する児童(18歳未満の者)に行う行為であり，▶表2-4に掲げるものをいう(第2条)。

■児童に対する虐待の禁止

　何人も，児童に虐待をしてはならないとされている(第3条)。

■児童虐待の早期発見など

　学校，児童福祉施設，病院，警察，婦人相談所，教育委員会，配偶者暴力相談支援センター，学校の教職員，児童福祉施設の職員，医師，歯科医師，保健師，助産師，看護師，弁護士，警察官，婦人相談員などは，児童虐待を発見しやすい立場にあることを自覚し，児童虐待の早期発見に努め

▶表2-4　児童虐待の種類

身体的虐待	児童の身体に外傷が生じ，または生じるおそれのある暴行を加えること。
性的虐待	児童にわいせつな行為をすること，またはわいせつな行為をさせること。
ネグレクト	児童の心身の正常な発達を妨げるような著しい減食，長時間の放置，保護者以外の同居人による身体的，性的，心理的虐待の放置など，保護者としての監護を著しく怠ること。
心理的虐待	児童に対する著しい暴言，拒絶的な対応，児童が同居する家庭における配偶者に対する暴力など，児童に著しい心理的外傷を与える言動を行うこと。

なければならない(第5条)。

■児童虐待にかかわる通告

　児童虐待を受けたと思われる児童を発見した者は，すみやかに直接または児童委員を介して福祉事務所または児童相談所に通告しなければならない。刑法などの守秘義務に関する法律の規定は，通報する義務の遵守を妨げない(第6条)。

　通告を受けた福祉事務所または児童相談所の所長，所員，通告を仲介した児童委員は，職務上知り得た通告した者を特定させる事項をもらしてはならない(第7条)。

■親権の行使に関する配慮など

　児童の親権者は，児童のしつけに際して体罰，懲戒してはならず，児童の親権の適切な行使に配慮しなければならない。また，児童虐待にかかわる暴行罪，傷害罪などの犯罪について，児童の親権者であることを理由に，責任を免れることはない(第14条)。

　懲戒について民法は，親権者に監護および教育に必要な範囲内で認めているが(民法第820条)，本法は必要な範囲をこえるような行為を禁ずるものと解されている。しかし，懲戒権に関する民法の規定は，児童虐待を正当化する口実に利用されるとの指摘もあり，今後検討が見込まれている。

17 ● 少子化社会対策基本法

　本法は，わが国において少子化が深刻な社会問題として認識され，その対策の一環として2003(平成15)年に公布され，施行されたものである。国の施策を基盤として妊娠，出産，子育ての希望が実現できる社会を目ざすために，助産師に課せられる課題は大きい。

■目的

　この法律は，少子化社会において講ぜられる施策の基本理念を明らかにするとともに，国および地方公共団体の責務，少子化に対処するために講ずべき施策の基本事項などを定めることにより施策を総合的に推進し，国民がゆたかで安心して暮らすことのできる社会の実現に寄与することを目的としている(第1条)。

■施策の基本理念

　少子化に対処するための施策は，父母その他の保護者が子育てについての第一義的責任を有するとの認識のもとに，国民の意識の変化，生活様式の多様化などに十分留意し，男女共同参画社会の形成とともに，家庭や子育てに夢をもち，次代の社会を担う子どもを安心して生み，育てることができる環境を整備することを旨として講ぜられなければならない。

　少子化に対処するための施策は，人口構造の変化，財政の状況，経済の成長，社会の高度化などに十分配意し，長期的な展望にたって講ぜられなければならない。

　少子化に対処するための施策を講ずるにあたっては，子どもの安全な生活が確保され，子どもが等しく心身ともに健やかに育つことができるよう配慮しなければならない。

　社会，経済，教育，文化などのあらゆる分野における施策は，少子化の状況に配慮して講ぜられなければならない(第2条)。

■施策の大綱

　政府は，少子化に対処するための施策の指針として，総合的かつ長期的な少子化に対処するための施策の大綱を定めなければならない(第7条)。

■母子保健医療体制の充実

　国および地方公共団体は，妊産婦および乳幼児に対する健康診査，保健指導などの母子保健サービスの提供にかかわる体制の整備，助産を含む良質かつ適切な医療が提供される体制の整備など，安心して子どもを生み，育てることができる母子保健医療体制の充実のために必要な施策を講ずる。また，不妊治療を望む者に対し良質かつ適切な保健医療サービスが提供されるよう情報提供，不妊相談，不妊治療にかかわる研究に対する助成などを講ずる(第13条)。

18 男女共同参画社会基本法

　本法は，1999(平成11)年に公布された。男女共同参画社会の実現が，わが国の21世紀の社会を決定する最重要課題と位置づけ，男女共同参画社会の形成に関する5つの基本理念を掲げるとともに，国および地方公共団体，国民の責務を明らかにしている。

■目的

　この法律は，男女共同参画社会の形成に関し基本理念を定め，国および地方公共団体，国民の責務を明らかにするとともに，男女共同参画社会の形成の促進に関する施策の基本事項を定めることにより，総合的，計画的に推進することを目的としている(第1条)。

■基本理念

　基本理念は，以下の内容である。
(1)男女の人権の尊重(第3条)
(2)社会における制度，慣行についての配慮(第4条)
(3)政策の立案，決定への共同参画(第5条)
(4)家庭生活における活動と他の活動の両立(第6条)

（5）国際的協調（第7条）

■国の責務

　国は，男女共同参画社会の形成の促進に関する施策（積極的改善措置を含む）を総合的に策定，実施する責務を有する（第8条）。

■地方公共団体の責務

　地方公共団体は，男女共同参画社会の形成の促進に関し，国の施策に準じた施策および地方公共団体の特性に応じた施策を策定，実施する責務を有する（第9条）。

■国民の責務

　国民は，職域，学校，地域，家庭などのあらゆる分野において，男女共同参画社会の形成に寄与するように努めなければならない（第10条）。

■男女共同参画基本計画

　政府は，男女共同参画社会の形成の促進に関する施策の総合的，計画的な推進をはかるため，男女共同参画基本計画を定めなければならない（第13条）。

19 ● 生活保護法

　本法に基づき，生活に困窮する国民は一定の基準で公的扶助を受けることができる。近年は，高齢者世帯の生活保護受給者の増加や，生活保護世帯の子どもが大人になって生活保護を受給するという貧困の連鎖が社会問題となっている。母子世帯の受給者は年間10万人前後を推移しており，助産師として理解すべき重要な法律といえる。

■目的

　この法律は，生存権を定めた日本国憲法第25条の理念に基づき，国が生活に困窮するすべての国民に対し困窮の程度に応じ必要な保護を行い，最低限度の生活を保障するとともに，自立を助長することを目的としている（第1条）。保障される最低限度の生活は，健康で文化的な生活水準を維持することができるものでなければならない（第3条）。

■保護の種類

　保護の種類は多岐にわたる（▶表2-5）。

■保護の実施機関

　都道府県知事，市長，福祉事務所社を管理する町村長は，保護を決定，実施しなければならない（第19条）。

▶表2-5　保護の種類

生活扶助	衣食，移送など	第12条
教育扶助	義務教育に必要な学用品，通学用品，学校給食など	第13条
住宅扶助	住居，補修など	第14条
医療扶助	診察，薬剤，治療材料，医学的処置，手術，看護，移送など	第15条 現物給付(費用は直接医療機関へ支払われる)によって行う(第34条)。
介護扶助	居宅・施設介護，福祉用具，住宅改修，介護予防，移送など	第15条の2
出産扶助	分娩介助，分娩前後の処置，脱脂綿，ガーゼなどの衛生材料など	第16条 金銭給付(定められた範囲内で実費を支給する)によって行う(第35条)。施設分娩の場合は29万5,000円以内，居宅分娩の場合は25万9,000円以内である(生活保護法による保護の基準別表第6出産扶助基準)。しかし，第4条に「他の法律に定める扶助を優先する」とあるため，児童福祉法による入院助産の制度が優先されることになる。
生業扶助	就労に必要な資金，技能の修得など	第17条
葬祭扶助	検案，葬祭など	第18条

■授産施設

　身体・精神上の理由，世帯の事情により就業能力の限られている要保護者に対して就労，技能の修得に必要な機会を与え，自立を助長することを目的とする施設をいう(第38条)。

■就労自立給付金の支給

　都道府県知事，市長，福祉事務所を管理する町村長は，被保護者の自立の助長をはかるため，安定した職業についたことなどの事由により保護を必要としなくなった者に対して，就労自立給付金を支給する(第55条の4)。

■進学準備給付金の支給

　都道府県知事，市長，福祉事務所を管理する町村長は，特定教育訓練施設(大学，短期大学，専修学校など)に確実に入学すると見込まれる者に対して，進学準備給付金を支給する(第55条の5)(□25)。

20 ● 雇用の分野における男女の均等な機会及び待遇の確保等に関する法律
(男女雇用機会均等法)

　本法は，雇用の分野における男女の均等な機会と待遇の確保，女性労働者の妊娠中および出産後の健康の確保をはかる措置を推進することを目的に制定され，1972(昭和47)年に公布された。ここでは，女性労働者の母

NOTE

25 進学準備給付金
　生活保護世帯の子どもの大学などの進学率は，全世帯の進学率と比較して低い状況にある。貧困の連鎖を断ち切り，生活保護世帯の子どもの自立を助長するため，進学準備給付金を支給する制度が創設された。

性保護の観点から，関連条文を述べる。

■基本的理念

　この法律は，労働者が性別により差別されることなく，また女性労働者は母性を尊重され，充実した職業生活を営むことができるようにすることを基本的理念とする。事業主，国および地方公共団体は，基本的理念に従い労働者の職業生活の充実がはかられるように努めなければならない(第2条)。

■婚姻，妊娠，出産を理由とする不利益取扱いの禁止

　事業主は，女性労働者が婚姻，妊娠，出産したことを退職理由として予定する定めをしてはならない。また，女性労働者が婚姻したことを理由に，解雇してはならない。

　事業主は，女性労働者が妊娠，出産，産前産後休業をしたことなどを理由に，解雇などの不利益な取扱いをしてはならない。

　妊娠中の女性労働者および出産後1年を経過しない女性労働者に対してなされた解雇は，無効となる。ただし，事業主が妊娠，出産などを理由とする解雇でないことを証明したときは，無効としない(第9条)。

■職場におけるハラスメントに起因する問題に関する雇用管理上の措置

　セクシュアルハラスメントとマタニティハラスメントは，それぞれ▶表2-6のように定められている。

■妊娠中および出産後の健康管理に関する措置

　事業主は，女性労働者が母子保健法の規定による保健指導，健康診査を受けるために必要な時間を確保することができるようにしなければならない(第12条)(📖26)。

26 妊娠中および出産後の女性労働者が保健指導または健康診査に基づく指導事項を守ることができるようにするために事業主が講ずべき措置に関する指針
　母性健康管理指導事項連絡カードの活用方法や様式が定められており，事業主は記載内容に応じ適切な措置を講じる義務がある。2020(令和2)年には新型コロナウイルス感染症に関する措置が追加され，医師の指導に基づき作業の制限，出勤の制限(在宅勤務または休業)などの措置を講ずることになった。

▶表2-6　セクシュアルハラスメントとマタニティハラスメント

セクシュアルハラスメント	事業主は，職場で行われる性的な言動に対する雇用労働者の対応により，当該労働者が労働条件に不利益を受け，または性的な言動により，当該労働者の就業環境が害されることのないよう相談に応じ，適切に対応するために必要な体制の整備など，雇用管理上必要な措置を講じなければならない(第11条第1項)。	事業主は，労働者が相談を行ったことなどを理由に，解雇などの不利益な取扱いをしてはならない(第11条第2項)。
マタニティハラスメント	事業主は，女性労働者の妊娠，出産，産前産後休業をしたことなどに関する言動により，女性労働者の就業環境が害されることのないよう相談に応じ，適切に対応するために必要な体制の整備など，雇用管理上必要な措置を講じなければならない(第11条の3)。	

　事業主は，女性労働者が保健指導，健康診査に基づく指導事項をまもることができるように，勤務時間の変更，勤務の軽減などの措置を講じなければならない(第13条)。

21 ● 障害者の日常生活及び社会生活を総合的に支援するための法律(障害者総合支援法)

　2012(平成24)年「地域社会における共生の実現に向けて新たな障害保健福祉施策を講ずるための関係法律の整備に関する法律」の公布により，障害者自立支援法は本法に改正・改称された。この法律は，基本的人権を享有する個人の尊厳を基本理念に掲げ，支援する対象を身体・知的・精神障害者に難病患者を加えることなどにより，施策の一元化をはかることを趣旨とする。その後の改正により，地域生活を支援する新たなサービス(自立生活援助)や就労定着に向けた支援を行う新たなサービス(就労定着支援)などが創設された。

■目的

　この法律は，障害者基本法の理念に基づき身体障害者福祉法，知的障害者福祉法，精神保健および精神障害者福祉に関する法律，児童福祉法などとともに，障害者および障害児(以下，障害者等)が基本的人権を享有する個人としての尊厳にふさわしい日常・社会生活を営むことができるよう障害福祉サービスの給付，地域生活支援事業などを総合的に行い，福祉の増進をはかり，障害の有無にかかわらず国民が相互に人格と個性を尊重し安心して暮らすことのできる地域社会の実現に寄与することを目的としている(第1条)。

■基本理念

　障害者等が日常・社会生活を営むための支援は，すべての国民が障害の有無にかかわらず，等しく基本的人権を享有するかけがえのない個人として尊重されるものであるとの理念に基づき，相互に人格と個性を尊重し合いながら共生する社会を実現するため，以下のことを総合的かつ計画的に行わなければならない(第1条の2)。
(1)可能な限り身近な場所で日常・社会生活を営むための支援を受けられることにより社会参加の機会が確保されること。
(2)どこで誰と生活するかについて選択の機会が確保され，地域社会で他の人々と共生することを妨げられないこと。
(3)日常・社会生活を営むうえで障壁となるような事物，制度，慣行，観念，その他一切のものを除去すること。

■市町村，都道府県，国，国民の責務

(1)市町村は，次に掲げる責務を有する(第2条第1項)。

・障害者がみずから選択した場所に居住し，自立した日常・社会生活を営むことができるよう，公共職業安定所などの職業リハビリテーションを実施する機関，教育機関と緊密な連携をはかり自立支援給付，地域生活支援事業を総合的かつ計画的に行う。

・障害者等の福祉に関する情報提供，相談，調査，指導などを行う。

・意思疎通に支援が必要な障害者等が障害福祉サービスを円滑に利用することができるよう便宜を供与する。

・障害者等に対する虐待の防止，早期発見のために関係機関と連絡調整を行う。

・障害者等の権利擁護のために必要な援助を行う。

(2)都道府県は，次に掲げる責務を有する(第2条第2項)。

・市町村が行う自立支援給付，地域生活支援事業が適正かつ円滑に行われるよう助言，情報提供などを行う。

・市町村と連携をはかり自立支援医療費の支給，地域生活支援事業を総合的に行う。

・障害者等に関する相談，指導のうち，専門的な知識，技術を必要とするものを行う。

・市町村と協力して障害者等の権利擁護のために必要な援助を行うとともに，市町村に助言，情報提供などを行う。

(3)国は，市町村および都道府県が行う自立支援給付，地域生活支援事業などが適正かつ円滑に行われるよう助言，情報提供などを行わなければならない(第2条第3項)。

(4)すべての国民は，障害者等が自立した日常・社会生活を営めるような地域社会の実現に協力するよう努めなければならない(第3条)。

■定義

第4条と第5条で以下のように定義されている。

(1)障害者：身体障害者，知的障害者，精神障害者(発達障害者を含む)，治療方法が確立していない疾病で障害の程度が厚生労働大臣が定める程度の者(□27)のうち18歳以上の者をいう。

(2)障害児：児童福祉法第4条に規定する障害児をいう。

(3)障害支援区分：障害の多様な特性，心身の状態に応じて必要とされる標準的な支援の度合を総合的に示すものとして厚生労働省令で定める区分(□28)をいう。

(4)障害福祉サービス：居宅介護，重度訪問介護，同行援護，行動援護，療養介護，生活介護，短期入所，重度障害者等包括支援，施設入所支援，自立訓練，就労移行支援，就労継続支援，就労定着支援，自立生活援助，共同生活援助(□29)をいう。

■自立支援給付

自立支援給付は，介護給付費，訓練等給付費，地域・計画相談支援給付

27 指定難病

障害者総合支援法の対象となる難病等の範囲は，2021(令和3)年11月から366疾病に拡大された。

28 障害支援区分

「非該当」と「区分1〜6」の合計7区分があり，区分の数字が大きくなるほど必要とされる支援の度合いが高い。

29 共同生活援助(グループホーム)

おもに夜間，共同生活を営む住居で相談，入浴，排泄，食事介護などの日常生活上の援助を行う(障害者総合支援法第5条)。

費，自立支援医療費(□30)，療養介護医療費，補装具費，高額障害福祉サービス等給付費の支給をいう(第6条)。

■市町村の地域生活支援事業

市町村は，地域生活支援事業として，次に掲げる事業を行う(第77条)。

(1)障害者等の自立した日常・社会生活に関する理解を深めるための研修，啓発

(2)障害者や家族，地域住民などにより自発的に行われる活動に対する支援

(3)障害者等の保護者や介護者の相談，情報提供，助言

(4)障害者等に対する虐待の防止，早期発見のための関係機関との連絡調整

(5)成年後見制度の利用に要する費用の支給

(6)民法に規定する後見，保佐，補助業務を適正に行うことができる人材の育成

(7)意思疎通支援(手話など)を行う者の派遣

(8)意思疎通支援者の養成

(9)移動支援

(10)地域活動支援センターなどでの創作的活動，生産活動の機会の提供，社会との交流の促進

30 自立支援医療

心身の障害の状態の軽減をはかり，自立した日常・社会生活を営むために必要な医療をいい(障害者総合支援法第5条)，精神通院医療，更生医療(身体障害者への医療)，育成医療(身体障害児への医療)が含まれる。自立支援医療費の支給を受けようとする障害者，障害児の保護者は，市町村の自立支援医療費支給認定を受けなければならない(障害者総合支援法第52条)。

B | 助産師の法的責任と義務

1 応召

> おもな関係法規：保助看法第39条

　業務に従事する助産師は，助産または妊婦，褥婦，新生児の保健指導の求めがあった場合は，正当な事由がない限りこばんではならない（保助看法第39条）。これを**応召義務**という。これは，助産師でない者は，助産または妊婦，褥婦，新生児の保健指導をしてはならない（保助看法第30条）という業務独占からの当然の帰結である。

　医師（医師法第19条），歯科医師（歯科医師法第19条），薬剤師（薬剤師法第21条）にも同様の規定がある（📖1）。

　応召義務違反に対する罰則規定はないが，悪質な場合は，相対的欠格事由（保助看法第9条）に該当するとして行政処分の対象になることもある。

2 証明書の交付

> おもな関係法規：保助看法第39条・第40条，戸籍法49条，死産の届出に関する規程第6条

　分娩介助または死胎の検案をした助産師は，出生証明書，死産証書，死胎検案書の交付の求めがあった場合は，正当な事由がない限りこばんではならない（保助看法第39条）。

　助産師は，みずから分娩介助または死胎の検案をしないで出生証明書，死産証書，死胎検案書を交付してはならない（保助看法第40条）。この規定に違反した者は，50万円以下の罰金が科される（保助看法第45条）。また，助産師が出生証明書や死産証書に虚偽の記載をしたときは，虚偽公文書作成等の罪が問われる可能性がある（刑法第156条）。

　医師，助産師，他の出産立ち会い者が戸籍法第49条の規定により作成する出生証明書には，次の事項を記載し，記名押印または署名をしなければならない（出生証明書の様式等を定める省令第1条）。

（1）子の氏名，性別

📖 NOTE

1 医師または歯科医師の応召義務

「国に対して負担する公法上の義務であり，患者に対する私法上の義務ではない」という基本的な考え方が示された（厚生労働省医政局長：2020（令和元）年12月25日）。

(2)出生年月日，時分

(3)出生の場所(病院，診療所，助産所で出生したときは，その名称を含む)

(4)体重，身長

(5)単胎・多胎の別，多胎の場合は出産順位

(6)母の氏名，妊娠週数

(7)母の出産した子の数

(8)出生証明書作成の年月日

(9)出生証明書を作成した医師，助産師，ほかの立会者の住所

　死産とは，妊娠4か月以後の死児の出産をいい，すべての死産は医師，助産師の作成した死産証書または死胎検案書を添えて，死産後7日以内に届出人の所在地または死産があった場所の市町村長に届け出なければならない(死産の届出に関する規程第2〜4条)。

　死産の届出は，父がしなければならない。やむをえない事由のため父が届出をすることができないときは，母がしなければならない。父母ともにやむをえない事由のため届出をすることができないときは，①同居人，②死産に立会った医師，③死産に立会った助産師，④その他の立会者の順序によって届出をしなければならない。

　医師，助産師が，死産の届出に関する規程第6条の規定により作成する死産証書，死胎検案書には，次の事項を記載し，記名押印をしなければならない(死産届書，死産証書および死胎検案書に関する省令第2条)。

(1)死産児の性別，母の氏名

(2)死産の年月日，時分

(3)妊娠週数

(4)死産児の体重，身長

(5)妊娠満22週以後の自然死産児の死亡の時期

(6)死産の場所(病院，診療所，助産所で死産したときは，その名称を含む)

(7)単胎・多胎の別，多胎の場合は出産順位

(8)死産の自然人工の別，人工死産の場合には母体保護法によるか否かの別

(9)死産の原因となった傷病の名称または死産の理由

(10)胎児手術の有無，手術が行われた場合には部位および主要所見

(11)死胎解剖の有無，解剖が行われた場合には主要所見

(12)証明または検案の年月日

(13)文書を交付した年月日

(14)文書を作成した医師，助産師の所属する病院などの名称，所在地

3 ● 助産録の記載

おもな関係法規：保助看法保助看法第42条・45条

　助産師が分娩介助をしたときは，助産に関する事項を遅滞なく助産録に記載しなければならない。助産録は，病院・診療所・助産所に勤務する助産師が行った助産は管理者が，その他の助産は助産師が，5年間保存しなければならない(保助看法第42条)。これらの規定に違反した者は，50万円以下の罰金が科される(保助看法第45条)。

　助産録には，次の事項を記載しなければならない(保健師助産師看護師法施行規則第34条)。

(1) 妊産婦の住所，氏名，年齢，職業
(2) 分娩回数，生死産の別
(3) 妊産婦の既往疾患の有無，経過
(4) 今回の妊娠経過，所見，保健指導の要領
(5) 医師による妊娠中の健康診断受診の有無(結核，性病に関する検査を含む)
(6) 分娩場所，年月日，時分
(7) 分娩経過，処置
(8) 分娩異常の有無，経過，処置
(9) 児の数，性別，生死の別
(10) 児および胎児付属物の所見
(11) 産褥経過，褥婦・生児の保健指導の要領
(12) 医師による産後の健康診断の有無

4 ● 届出

おもな関係法規：保助看法第41条・45条・第33条，医療法第6条の10

　助産師は，妊娠4か月以上の死産児を検案して異常があると認めたときは，24時間以内に所轄警察署に届け出なければならない(保助看法第41条)。この規定に違反した者は，50万円以下の罰金が科される(保助看法第45条)。

　ほかに，助産師の業務従事者届(保助看法第33条)，医療事故調査・支援センターへの報告(医療法第6条の10)もある。

5 ● 守秘義務

おもな関係法規：刑法第134条，保助看法第42条の2・44条の3，母体保護法第27条

　医師，薬剤師，医薬品販売業者，助産師，弁護士，弁護人，公証人またはこれらの職にあった者が，正当な理由なく業務上知りえた人の秘密をもらしたときは，6か月以下の懲役または10万円以下の罰金が科される（刑法第134条）。これを，秘密漏示の罪という。

　保健師，看護師，准看護師は，正当な理由なく業務上知りえた人の秘密をもらしてはならない。これらの職でなくなったあとにおいても同様である（保助看法第42条の2）。この規定に違反した者は，6か月以下の懲役または10万円以下の罰金が科される（保助看法第44条の3）。なお，助産師は刑法に規定があるため，保助看法の条文からは除外されている。

　ICM助産師の倫理綱領は，専門職としての助産師の責任を，「助産師は，プライバシーの権利を保護するため，クライアント情報の秘密を守り，法律で義務付けられている場合を除き，その情報を共有する場合には適切な判断に基づいて行う」と明記し，その重要性を説いている。

　ほかに，不妊手術，人工妊娠中絶の施行に従事した者の守秘義務（母体保護法第27条）もある。

●参考文献
・医療六法令和3年版．中央法規出版，2021．
・本井治：医療関係法規テキストブック．嵯峨野書院，2020．

助産管理 ………… 第 **3** 章

周産期医療体制と
地域連携

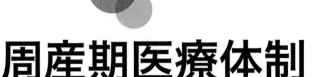

A｜周産期医療体制

1 ● 周産期医療体制の概要

1 未熟児養育医療施設から周産期母子医療センターへ

■未熟児養育医療制度と新生児医療の普及

わが国で新生児・未熟児医療が本格的に整備されるようになったのは，終戦後の1951(昭和26)年ごろである。1958(昭和33)年に旧厚生省により未熟児養育医療制度が開始され，各地で講習会の開催と未熟児養育医療施設の整備が推進された。未熟児養育医療制度により，未熟児や病的新生児は未熟児室に収容されるようになったが，新生児用の器材などはまだ十分に開発されていなかった。

重症の呼吸窮迫症候群(RDS)に対して機械的人工換気による治療が行われるのは，1970(昭和45)年以降である。1975(昭和50)年に，都立築地産院の新生児集中治療室 neonatal intensive care unit(NICU)が整備され，これをはじめとして，その後10年間で各都市にすぐれた周産期医療施設が開設された。

■産科医療と新生児医療の連携

1955(昭和30)年以降，出産場所が自宅から病院・診療所に移行し，産科医管理下の分娩が増加した。一方，未熟児や病的新生児は，未熟児養育医療施設を中心とする未熟児施設に収容されるようになり，産科と小児科(新生児科)の連携が強くなっていった。産科と新生児科との連携は，感染症や新生児仮死，胎便吸引症候群などの予防，B型肝炎母子感染の予防にいかされた。1971(昭和46)年に始まった旧厚生省心身障害研究では，ハイリスク妊娠とハイリスク新生児が取り上げられ，産科医療と新生児医療の連携が本格的に検討され，周産期医療システムへの先駆けとなった。

■新生児搬送から母体搬送へ

新生児医療では重症児の搬送方法が大きな課題であり，新生児搬送用の救急車が作製された。1977(昭和52)年には完全装備の新生児搬送用の救急車が導入され，その後各地に普及した。新生児搬送は新生児科と産科と

の連携を強め，ついで新生児科医の分娩立ち会いによる出生直後の処置と新生児搬送が行われるようになった。その後，分娩前の母体を NICU を有する施設の産科へ転送する母体搬送が普及し，周産期母子医療センターの整備へと進展した[1]。

2 新生児集中治療室（NICU）

■定義と要件

　NICU とは，新生児の救急・特殊・集中治療を行う部門または病棟であり，「24 時間連続して重症新生児の呼吸・循環・代謝などの管理ができるチーム，設備およびシステムのある施設」と定義される。チームとは専任の看護師と医師のチームであり，設備とは保育器や人工呼吸器，微量輸液ポンプ，呼吸循環モニター，パルスオキシメーターなどの機器類のみならず，独立した病棟ユニットのことである。また，システムとは 24 時間365 日検査・治療が可能で，新生児専門の当直がいる体制をいう[2]。

■ NICU 入院の適応

　NICU 入院の適応は，①呼吸管理を必要とする児，②心疾患や高度なチアノーゼを伴う児，③ 1,000g 未満の超低出生体重児，④ショックなどで血圧モニターが必要な児，⑤交換輸血を必要とする児，⑥痙攣重積の児，などである。つまり，身体の機能が未熟なまま生まれた児や，分娩時の仮死，先天性の障害などによる連続して高度な医療を行わなければならない状態の必要性によって適応は決定される。

■ NICU の整備要件

　整備要件は，① 24 時間体制であること，②新生児専門医師がいること，③人工呼吸器や検査機器などが装備されていること，④看護師が定数を満たしていること，⑤必要な床面積があること，などで診療報酬上の加算（🔖1）が認められている（▶表 3-1）。

▶表 3-1　NICU の整備要件

病床	・NICU 病床数は 9 床以上（12 床以上が望ましい）とする ・原則として 1 床あたり 7㎡以上の面積を確保すること。バイオクリーンルームであることが望ましい ・GCU は NICU の 2 倍以上の病床数が望ましい
設備	・24 時間体制で人工換気療法ができること ・新生児用呼吸循環装置，新生児用人工換気装置，保育器，そのほか新生児集中治療に必要な設備が整っていること
医療従事者	・24 時間体制で新生児医療担当医が勤務していること（16 床以上の場合は複数勤務していること） ・NICU は常時 3 床に 1 名の看護師が勤務していること ・NICU は臨床心理士などの臨床心理技術者を配置することが望ましい ・GCU は常時 6 床に 1 名の看護師が勤務していることが望ましい

（大阪府母子医療施設整備事業補助金交付要綱，2008 による，一部改変）

コラム　NICUでの診療・看護の基本

● NICU管理と環境の変遷

1970年以前では，未熟児や病的新生児は，うす暗く静かな環境の未熟児室で，大部分が児の治る力に頼る医療を受けていた。1970年代にNICUが整備されると，一転して病院内で最も床面積あたりの機器が多い病棟となり，昼夜を問わず煌々と明るく，モニターと人工呼吸器の音がたえない環境で，看護師と医師が忙しく行き来するようになった。

しかし，2000年ごろから，後述するディベロップメンタルケア思想の導入で，児への刺激を少なくするためにNICUの光と音が抑制されるようになった。さらに血管内留置カテーテルとモニターの進歩で，点滴もれとモニターアラームの対応が激減し，かつての未熟児室を彷彿させる環境にかわりつつある。それは，機器だらけの医療から，より人間的な医療への変化であり，「NICUのルネッサンス」とよばれている[3]。

● 脆弱な新生児への配慮

新生児はきわめて脆弱であり，「できるだけ無用な手を加えてはいけないminimal handling」という先人の経験に基づく教訓が広く知られている。新生児への検査や治療の手技は，できるだけ非侵襲的non-invasiveな方法で行わなければならない。新生児医療では，経皮的酸素モニター，経皮的ビリルビン検査装置など非侵襲的なさまざまな方法が考案されている。つねにminimal handlingおよびnon-invasiveの観点をもちつづけることが重要である。

物言わぬ，いたいけな小さな赤子に対する愛情とやさしさをもった看護loving tender careが大切であり，「新生児にはできるだけビタミンⅠ〔愛〕〕を投与しよう！」が新生児室の合い言葉とされている。

● 院内感染の防止

NICUの児は，免疫機能など感染防御機構が未熟なため，感染に弱く，感染すると重症になりやすい。NICUは，閉鎖空間内に感染のリスクの高い低出生体重児や病児が，人工換気療法やカニューレ挿入などの処置を受けて長期間入院しており，水平感染のリスクはきわめて高い。NICUの水平感染の中心は，弱毒菌による日和見感染と薬剤耐性菌によるものである。手洗いの励行が重要であり，児に触れる前，触れたあとには必ず手洗いをすることが原則である。

● ディベロップメンタルケア（個別的発達促進ケア）

新生児の生命を救うこと，身体的障害を少なくすることに加えて，心を救うケアが大切である。また，NICUに入院した母子の特殊な状況において，正常な発達過程に近づくためには，次の個別的発達促進ケアが必要である。

（1）新生児は，脳の発達が急速で感受性が高く，外部からの影響を最も受けやすい。そのため，新生児の反応を読みとり，その対応能力にマイナスにならないようにサポートすること，児の発達を促す適切な刺激を与えることが重要である。

（2）児がなにを必要としているか，なにをしてほしくないかを読みとる方法を学び，身につけることがケアの第一歩となる。児のストレスに対する個々の行動パターンを認識し，ストレス行動がおこらないように対応する。

（3）児のケアをする家族（とくに母親）に，児のサインの読み方や，それにどう対応するかを教え，実際のケアに参加してもらうことが重要であり，家族の情緒的支援につながる。

人間らしく人格をもった存在として育つためには，人間らしい環境が必要である。早産児は，当然受けるべき母親からの「抱きしめ」「声かけ」「授乳」などの正常な発達のために必要な刺激を受ける機会を奪われ発達障害の誘因となりうる[4]。

タッチケアやカンガルーケアにより，母親からの刺激が伝わることは，皮膚と皮膚の接触の安らぎのレベルをこえた，神経発達においても重要な意味がある。また，早産児や病的新生児にこそ将来の発達のために過剰な刺激を避け，治療のための侵襲には「なだめ」が必要である。また，母親が母親らしく子育てできるようになるには，母子の接触が不可欠である。

● カンガルーケア

母親または父親が，おむつを着けただけの赤ちゃんを胸に直接抱く"skin to skin care"のことをいう。コロンビアのボゴタで保育器不足から始められた。ハイリスク児の母親の不安感，喪失感を軽減させ，母子の愛着形成に効果があり，また児にとっては，皮膚接触により体温が維持され，呼吸が安定し，体重増加促進という効果が報告されている。

■成人のICUとの相違点

成人のICUでは急性の重篤な疾患を扱い，数日の比較的短時間で回復または死の転帰をとる。NICUでは，バイタルサインが落ち着いていても急変の可能性が高い間は，集中的観察とモニタリングが必要である。また，未熟性に起因する疾患が多く，時間因子が関与する児の成長・発達が回復の大きなカギを握っているため，集中治療による観察期間がきわめて長く，数か月に及ぶこともある。したがって，急性期だけでなく，回復へ向かう治療過程の慢性期の看護・観察が加わる。さらに，看取り，在宅医療につなげる準備，リハビリテーションなど幅広く新生児・乳児をみることが必要である。胎外生活への支援，成長・発達の支援に加えて，母子関係の確立を支援することが求められる。

③ 総合周産期母子医療センター

■機能

母体・胎児集中治療室 meternal fetal intensive care unit(MFICU, 🔲2)を含む産科病棟，およびNICUを含む新生児病棟を備え，常時の母体および新生児搬送受け入れ体制を有し，母体または児におけるリスクの高い妊娠に対する医療，高度な新生児医療などの周産期医療を行うことができる。また，必要に応じて産科合併症以外の合併症(脳血管障害，心疾患など)を有する母体に対応する。

救命救急センターやその他関係診療科と連携し，母体救命に対応する。地域の周産期医療関連施設など，消防機関または周産期搬送コーディネーターからの依頼により，リスクの高い母体・新生児搬送を受け入れる。

■診療科目

産科および新生児医療を専門とする小児科，麻酔科その他の関係診療科を有している。

■病床数

MFICUは6床以上で，原則として1床あたり15㎡以上の面積を確保し，バイオクリーンルームであることが望ましいとされている。後方病床はMFICUの2倍以上の病床数を有することが望ましいとされている。

NICUは，9床以上で原則として1床あたり7㎡以上の面積を確保し，バイオクリーンルームであることが望ましいとされている。新生児治療回復室 growing care unit(GCU)はNICUの2倍以上の病床数を有することが望ましいとされている。

■医療従事者

MFICUは24時間体制で，産科を担当する複数の医師が勤務しており，常時3床に1人の助産師または看護師が勤務している必要がある。帝王切開術が必要な場合に，迅速に手術への対応が可能となる医師(麻酔科医を

📖 NOTE

**2 母体・胎児集中治療室(MF
ICU)管理料**

2022(令和4)年の診療報酬改定では，総合周産期特定集中治療室管理が行われた場合，MFICU管理料は1日7,381点で，妊産婦である患者に対して14日を限度として算定される。

含む)およびその他各種職員が配置されている。分娩室は，助産師および看護師が病棟とは独立して勤務している。

NICU は，24 時間体制で新生児医療担当医が勤務し，常時 3 床に 1 人の看護師が勤務していることとなっている。また，臨床心理士などの臨床心理技術者を配置することが望ましいとされている。GCU は常時 6 床に 1 人以上の看護師が勤務していることが望ましく，NICU 入院児支援コーディネーターと理学療法士が配置されることが望ましい。

■連携機能

地域の中心となり，連携体制が構築されている。救急搬送の受け入れや，合同症例検討会の開催などにより，地域周産期医療関連施設などと連携をはかっている。

2 周産期医療ネットワーク

1 目的

診療体制の整備された分娩環境やハイリスク児に対する最善の対応など，充実した周産期医療に対するニーズにこたえる必要がある。そのため，周産期医療ネットワークは，地域において妊娠，出産から新生児にいたる高度専門的医療を効果的に提供する総合的周産期医療体制を整備し，安心して子どもを産み育てることができる環境をつくることを目的としている。

2 概要

1996(平成 8)年 4 月に国は「周産期医療対策事業実施要綱」を策定し，周産期医療ネットワークの整備を始めた。これは都道府県ごとの総合周産期母子医療センター，地域周産期母子医療センター，地域の分娩機関(病院・診療所・助産所)から構成される周産期医療の一次・二次・三次のネットワークである(▶図3-1)。

3 都道府県の役割

実施主体は都道府県であり，周産期医療ネットワークの構築と運営にあたり，以下の役割を果たすことが求められている。

❶周産期医療協議会の設置

ネットワークの円滑な運営と関係者の連携を推進するために，関係行政機関や，医療関係団体などより構成する協議会を設置する。

❷総合周産期母子医療センターの指定と地域周産期母子医療センターの認定

原則として三次医療圏に総合周産期母子医療センターを 1 か所整備することとしているが，面積・人口などを考慮し，複数設置することもできる(□3)。指定基準は「周産期医療対策事業実施要綱」のなかの「周産期医

3 設置の目安

人口おおむね100万人に1か所を目安にしている。

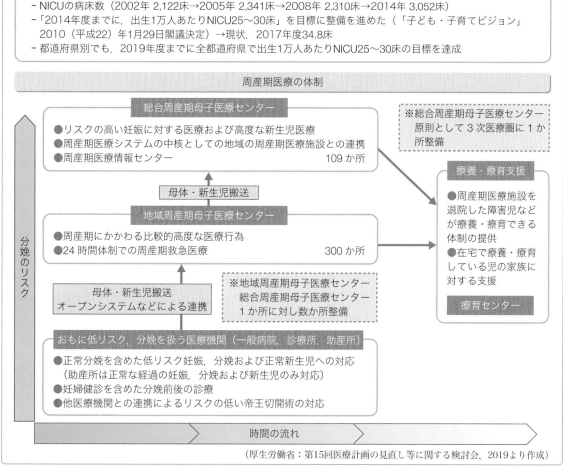

(厚生労働省：第15回医療計画の見直し等に関する検討会, 2019より作成)

▶**図 3-1 周産期医療ネットワークの概要**

療システム整備指針」に規定されている。また，地域周産期母子医療センターの認定基準も同様に規定されている。

❸周産期医療情報ネットワーク事業

ネットワークの効果的な推進をはかるために，総合周産期母子医療センターなどに周産期医療情報センターを設置し，医療施設などに診療科別医師の存否，手術および処置の可否，病床の空床状況などの情報が提供されている。

❹周産期医療関係者研修事業

ネットワークから提供される医療サービスの向上をはかるため，ネットワークに所属する医師・助産師・看護師などに必要な知識・技術を習得させるための研修が行われている。

❺周産期医療調査・研究事業

ネットワーク整備の基礎となる地域での周産期医療にかかわる施設，設備，マンパワーなどや関係医療施設間の連携，搬送体制を含む救急医療の実施状況などについて調査・分析と，ネットワーク整備の方途の研究が行

われている。

4　周産期医療対策の財政措置

■周産期医療対策費

　ネットワークの整備・運営のために都道府県が行う事業について国が補助するもので，以下の4事業が対象となる。
　(1)周産期医療協議会の設置・運営
　(2)周産期医療情報ネットワーク事業
　(3)周産期医療関係者研修事業
　(4)周産期医療調査・研究事業

■総合周産期母子医療センター運営費

　ほかの医療分野と同様，周産期医療ネットワークを構成する個々の医療施設運営についても，基本的には社会保険の診療報酬によりまかなわれるべきものであり，さまざまな点数設定がなされている。ただし，高度の施設・設備と多数の医療専門家を必要とする総合周産期母子医療センターについては，周産期部門の赤字を補填するための助成制度が設けられている。

■医療施設整備補助金と医療設備整備費補助金

　小児医療・新生児医療・産科医療を実施する施設に対して一定の要件を満たすものについては，施設の新築，増築などや設備の購入などについて必要な経費の補助を行うために設定されている。

■診療報酬点数

　通常の周産期医療にかかわるさまざまな点数設定に加え，NICUやMFICU，さらに総合周産期母子医療センターの要件を満たす施設に対する特別の点数などが設定されている。

5　周産期医療ネットワークの現状と課題

　ここでは，周産期医療ネットワークの現状と課題について，東京都の例を示しながら解説する[5]。

■周産期搬送体制の構築

　全国の都道府県が周産期の救急医療事業を進めるなかで，東京都は1997(平成9)年度から周産期医療対策事業として，NICU整備目標を200床とし，緊急搬送体制整備を進めてきた。その後，ハイリスク妊産婦や低出生体重児の増加などを考慮し，出生1万人対30床を基本として，NICU病床340床を確保することを目標に整備を進め，2023(令和5)年4月時点で365床が整備されている。

　周産期搬送体制は，2023(令和5)年4月現在，区部は二次医療圏ごとに7ブロックに分け，東京消防庁の救急車による母体搬送・新生児搬送を実

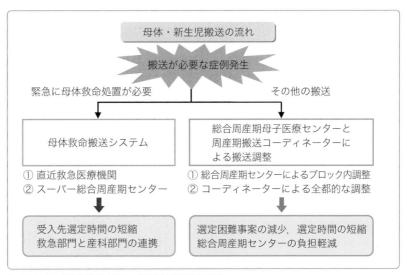

▶図 3-2　東京都の母体・新生児搬送の流れ

施している。多摩地区においては，全体を 1 つのブロックとして，東京消防庁などの救急車による搬送に加え，都立小児総合医療センターのドクターカーによる新生児搬送を併用している。さらに，母体救命搬送以外の母体搬送・新生児搬送については，各ブロックの総合周産期母子医療センターが搬送受け入れ，また担当ブロック内の搬送調整役を担当している。

これらのしくみに加え，周産期搬送コーディネーター，胎児救急搬送システムおよび東京都周産期医療情報システムなど，搬送体制の強化をはかるしくみにより，周産期搬送体制が構築されている（▶図 3-2）。

■周産期搬送コーディネーター

東京都では，助産師などによる周産期搬送コーディネーターを 2009（平成 21）年 8 月から東京消防庁指令室に配置した。都内産科施設などにおいて搬送が必要となった母体・新生児で，総合周産期母子医療センターにおいて受け入れ不能かつ当該ブロックにおいて搬送調整が困難な場合に，24 時間体制でブロックをこえて全都域を対象に搬送調整を行うことで，選定困難例の減少および選定時間の短縮や，周産期母子医療センターの医師の負担軽減をはかっている。また，周産期搬送コーディネーターは，119 番通報による搬送調整にも対応している。

■母体救命搬送システム

東京都の母体救命搬送システムは，2009 年 3 月に「産科対応可能な救命救急医療機関」として 22 の協力病院が参加し発足した[6, 7]。当初，3 施設で開始された母体救命対応総合周産期センター（スーパー総合周産期センター）には，2023（令和 5）年 4 月現在，6 施設が指定されている。指定施設は，当番日には空床の有無やほかの患者の状況にかかわらず，「スーパー母体救命」として受け入れ要請された場合は，必ず受け入れることが

▶表3-2　母体救命搬送システムの対象症例

(1)妊産褥婦の救急疾患合併	①脳血管障害 ②急性心疾患(心不全，虚血性心疾患など) ③呼吸不全(肺血栓塞栓症，肺水腫，重症気管支喘息など) ④重症感染症，敗血症性ショック ⑤重症外傷(交通外傷など)，熱傷 ⑥多臓器機能不全，不全(肝不全，腎不全，薬物中毒など)
(2)産科救急疾患(重症)	①羊水塞栓症 ②子癇，妊娠高血圧症候群重症型 ③HELLP症候群，急性妊娠脂肪肝 ④出血性ショック(前置癒着胎盤，弛緩出血，重症産道損傷など) ⑤産科DIC(常位胎盤早期剝離など)
(3)重篤な症状(診断未確定)	①意識障害 ②痙攣発作 ③激しい頭痛・胸痛・腹痛 ④原因不明のバイタルサイン異常 以上を呈し，重篤な疾患が疑われる症例
(4)そのほか(1)～(3)に準ずるもので緊急に母体救命処置が必要なもの	緊急に母体救命処置が必要な重症度の判断にあたっては，「疾病観察カード」を参考とする。対象は妊娠初期から産褥入院期間中までの患者

取り決められている。

　対象は，緊急に母体救命処置が必要な妊産褥婦で，脳血管障害などの救急疾患，出血性ショックなどの産科重症救急疾患，意識障害など診断未確定だが重篤な症状を呈する場合である(▶表3-2)。搬送要請には，産科施設で発症する場合の転院搬送と，自宅などで発症する場合の一般通報がある。転院搬送では，母体救命搬送の対象か否かの判断は産科施設の医師の判断にゆだねられる。一般通報では，患者の発症現場に駆けつけた救急隊員が「疾病観察カード」に基づいて重症度を判定し，妊婦で重症以上をスーパー母体救命と判定する。

　搬送要請のルールは，転院搬送と一般通報のいずれの場合でも，母体救命搬送と判断したとき，ただちに119番に電話を入れ，スーパー母体救命であることを告げる。消防本部指令室は，直近の産科対応可能な救命救急医療機関とスーパー総合周産期センターの当番病院に受け入れ要請を行う。患者救命の観点からは，直近の救急医療機関の受け入れを第一選択とするが，不可能な場合は，スーパー総合周産期センターの当番病院で必ず受け入れる(▶図3-3)。

　受け入れ医療機関のルールは，消防本部指令室から第1当番病院への連絡は，救命救急センターのホットラインに入る。スーパー総合周産期センターの当番病院では院内連絡網による連携体制が構築されており，関連各科のオンコール体制が始動し，万全の受け入れ準備態勢が敷かれる。

■胎児救急搬送システム

　東京都では，常位胎盤早期剝離および早産期に胎児機能不全の徴候があ

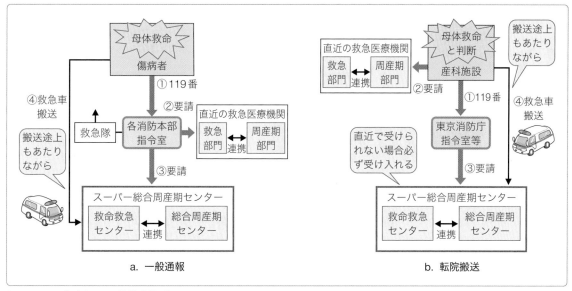

▶図3-3　東京都の母体救命搬送のイメージ

る場合など，胎児の生命に危険が生じている可能性があり，すみやかに母体搬送および分娩が必要と判断された場合に，すみやかに母体搬送および分娩を行う「東京都胎児救急搬送システム」を2013(平成25)年より開始した。

　対象と判断された場合には，ブロック内の総合周産期母子医療センターへ連絡し，受け入れがむずかしい場合は，ブロック内調整，または，周産期搬送コーディネーターへの選定依頼となる。総合周産期母子医療センターは，胎児救急として搬送受け入れの要請を受けた場合，原則として母体搬送を受け入れ，必要とする処置を行う。

■県境をこえた周産期搬送

　各都道府県では，周産期医療体制整備計画が策定され，周産期医療体制が整備されてきた。しかし，自県だけで周産期搬送症例をすべて受け入れることには限界があり，近隣県に搬送を依頼せざるをえない症例が発生する。東京都の2016(平成28)年度の実績では，約5％が他県からの搬送であった。近隣県との周産期搬送に関する情報を共有し，戻り搬送も含めた連携体制のルール作成が行われている。

●引用・参考文献

1) 多田裕：周産期医療システム．周産期医学 30：1648-1651，2000．
2) 仁志田博司：新生児学入門，第4版．pp. 93-98，医学書院，2012．
3) 長谷川功：最新 NICU マニュアル．診断と治療社，1998．
4) 堀内勁：新生児ケアのあり方とデベロップメンタルケア．周産期医学 31：95-100，2001．
5) 東京都周産期医療協議会：東京都周産期医療体制整備計画．2018．
6) 杉本充弘：大都市における周産期医療システム(東京都)．産婦の実際 58：847-854，2009．
7) 杉本充弘：母体救命対応搬送システム．産婦の実際 64：181-188，2015．

B | チーム医療と職種間・地域の連携

1 ● | 周産期医療のオープンシステムとセミオープンシステム

　産科医の減少や出産施設の減少は，妊娠・出産の安全性と快適性を確保するうえで，妊産婦と産科医療者双方に深刻な影響を与えている。妊産婦に安全な出産環境を提供するためには，産科医療機関に助産所を加えた周産期医療オープン・セミオープンシステムが必要である。産科診療所と助産所を一次産科施設，病院を二次産科施設，周産期母子医療センター（周産期センター）を三次産科施設とすると，二次または三次産科施設をバースセンターとするシステムを地域の事情に応じて構築して，産科施設の役割を分担すること，また，産科医の集中化と産科リスクの集約化をはかることが求められる[1]。

1 周産期医療オープンシステム

　周産期医療オープンシステムとは，地域産科施設の連携により，それぞれの施設が特性をいかして安全で安心な医療を提供し，妊娠・出産・母乳育児の過程で母子を支援するシステムである（▶図3-4）。具体的には，診療所・助産所と病院または周産期センターが連携し，妊婦健診は近くの診療所・助産所で行い，分娩は設備とスタッフの整った病院または周産期センターで行う方式である。また，妊娠中のとくに夜間や休日に異常を発症した場合は，病院または周産期センターで対応する。診療所の医師，助産所の助産師は出産に立ち会い，入院中は病院または周産期センターの医師，助産師と共同で母子を支援するシステムである。

2 周産期医療セミオープンシステム

　周産期医療セミオープンシステムとは，オープンシステムと同様のシステムであるが，違いは診療所の医師，助産所の助産師は出産には立ち会わないことである。また，妊娠中のとくに夜間や休日に異常を発症した場合は，病院または周産期センターで対応する。さらに，入院中は病院または周産期センターの医師，助産師が母子の支援を担当するシステムである。

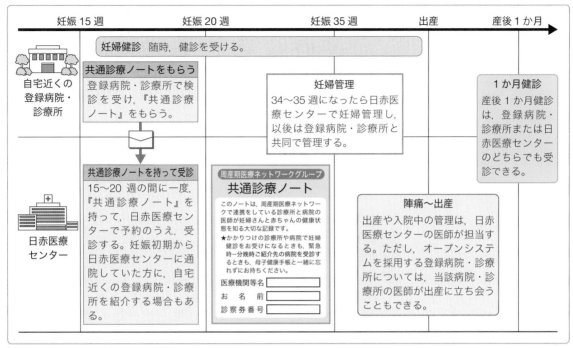

▶図3-4　周産期オープンシステムのしくみの例

2 地域事情に応じた周産期医療連携システムの構築

地域の事情に応じた周産期医療オープンシステムならびにセミオープンシステムは，医療資源の有効活用を考えた産科施設の新たな医療連携であり，医療ネットワークシステムの構築である。そのためには，診療内容の標準化，共通の診療録，施設間連携の規約，緊密な連携を維持する連絡会議の開催，システム参加施設の産科データベース構築などが必要である。また，周産期医療ネットワークを円滑に運営するには，制度改革と並行して周産期電子カルテネットワークシステムの導入を進めることも必要である[2]。

3 開業助産師と周産期センターとのオープンシステムのモデル事業

ここでは，職種間・地域の連携を具体的に示すためにモデル事業を例にあげて解説する。

1 モデル事業の概要と対象

＊1　平成16・17年度厚生労働省科学研究費補助金「医療安全を考えた産科医療施設の安全と質に関する研究」において行われたものである。

出産の安全を確保しつつ，快適な出産のあり方を追求するため，地域の開業助産師と病院が連携する周産期医療オープンシステムのモデル事業が，日本赤十字社医療センターを中心として行われた（＊注1）[3]。開業助産師は

病院にシステム登録したあと，対象者を紹介する。モデル事業対象者は，ローリスクの妊婦を中心としたが，定められた基準のリスクを有する妊産婦も含められた（▶表3-3）。切迫流・早産，妊娠高血圧症候群，妊娠糖尿病など，妊娠経過中にリスクが発生した場合には，モデル事業対象者から除外された。ただし，モデル事業から逸脱した妊産婦も事業の安全性評価の対象には含められた。

2　モデル事業の展開

概要は次のとおりである（▶図3-5）。

▶表3-3　モデル事業の対象妊婦

①～⑥の条件を満たす妊婦
①合併症のない妊婦
②年齢20～39歳
③単胎
④頭位
⑤分娩週数37～40週
⑥出生時体重2,500～3,500g
以下⑦～⑫の基準内にある妊婦も対象に含めた。
⑦帝王切開の既往のある人
⑧子宮手術の既往のある人（子宮筋腫核出術）
⑨18歳未満の若年妊婦
⑩40歳以上の高年妊婦
⑪母体合併症（心疾患，腎疾患，糖尿病，甲状腺疾患，膠原病，血液疾患，精神疾患など）があり，良好にコントロールされている人
⑫肥満の人（妊娠前BMIが30以上），妊娠中の体重増加が20kg以上の人

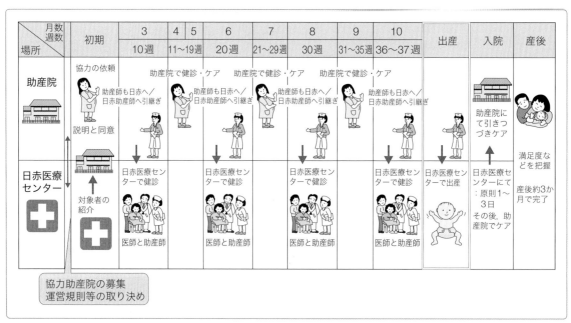

▶図3-5　モデル事業の概要

（1）妊婦健診は原則として助産所で行い，節目の健診を病院で行う。節目の健診の立ち会いは，病院助産師が行うが，可能であれば，助産所助産師が立ち会う。

（2）分娩には助産所の助産師が立ち会い，可能な場合には直接介助する。立ち会いや直接介助ができない場合は，病院の助産師に引き継ぐ。

（3）産後入院中のケアは病院の助産師が行う。入院日数は対象者の希望に応じて決定する。

（4）退院後のケアは助産所で行う。または対象者の自宅に助産所の助産師が訪問して行う。

3 モデル事業における費用・料金

モデル事業における費用・料金については，次のように取り決めを行った（▶表3-4，5）。

▶表3-4　モデル事業における料金

助産所での健診（助産所）	5回
通院定期健診（日赤）	5回（超音波検査4回，ドプラ1回，NST2回）
入院（日赤）	1回
早期新生児健診（日赤，助産所）	2回（生後1日目，5日目（ガスリー検査））
退院後のケア（助産所）	7回（乳房マッサージあり，沐浴サポートあり）
1か月健診（日赤）	1回（児の健診，生後1か月）
1か月半健診（日赤）	1回（母親の健診，産後1か月半）

（例）妊娠15週で助産所で初診を受け，事業を利用した場合

▶表3-5　モデル事業における具体的な料金

助産所での健診（助産所）	基本料（おおよそ）3,500円	×5回	17,500円
	ドプラ400円	×5回	2,000円
通院定期健診（日赤）	基本料3,500円	×5回	17,500円
	超音波検査3,000円	×4回	12,000円
	またはドプラ400円	×1回	400円
	NST 3,000円	×2回	6,000円
分娩料等	310,760円	×1回	310,760円
入院料	（普通室の場合，食事料含む）1日あたり21,540円	×1回	21,540円
新生児介補料	1日あたり4,110円	×1回	4,110円
早期新生児健診（日赤，助産所）	（生後1日目）	×1回	1,000円
	（生後5日目）ガスリー検査	×1回	5,000円
退院後のケア（助産所）	母乳育児サポート・沐浴サポート		
	乳房マッサージ15,000円	×7回	105,000円
	（乳房マッサージなし －3,000円）		
	（沐浴なし －2,000円）		
1か月健診（日赤）	（赤ちゃんの健診）5,500円	×1回	5,500円
1か月半健診（日赤）	（お母さんの健診）3,500円（検査などを除く）	×1回	3,500円
合計			511,810円

❶訪問ケアの費用

助産所で訪問ケアを実施している場合は，助産所の料金に設定する。助産所で訪問ケアを実施していない場合は，助産所の助産師が料金設定の参考としている日本助産師会の「助産師業務料金参考表」を参照して設定する。

❷分娩の費用

病院で設定している分娩介助料を参考に設定する。助産所の助産師に支払う院内分娩介助手当については，病院で設定している分娩介助料の50％とする。

❸入院の費用

病院の1日あたりの入院費用に基づき，入院日数に応じて支払いを求める。

4 モデル事業の評価

■妊産婦の満足度

対象となった妊婦は7人（初産5人，経産2人）であり，みずから選んだ開業助産師のケアを受けながら，節目の健診と出産は日本赤十字社医療センターで行われた。対象となった妊婦たちは，元来病院が嫌いであったが，開業助産師が病院医療者との仲だちとなり，意思疎通をはかったことにより，医療支援を素直に受け入れることができた。その結果，妊産婦たちにとって達成感の高い出産となり，産後の充実した母乳育児支援も加わり満足度は非常に高いものとなった。しかし，訪問ケアの料金などに対しては，割高感をもった者もいた。

■出産の安全性

分娩様式は7例すべて経腟分娩であったが，3例に胎児心拍数異常が出現し，このうち1例が吸引分娩となった。分娩開始の時点までローリスクと評価されていても，分娩の進行に伴い急激に発症する胎児心拍数異常や肩甲難産，弛緩出血などの際には緊急の対応が必要であり，産科リスクの特徴が再認識された。

■助産師活動支援

開業助産師にとっては，節目の健診での妊産婦の的確なリスク評価による適切なリスクへの対応と，分娩時に急性発症する異常への緊急対応によって，母子の安全性が保障される環境のもとに，継続ケアと直接分娩介助が可能となった。一方，病院助産師にとっては，開業助産師とともにケアを行うことで，開業助産師の自立したプロ意識と熟練した技術を学ぶ機会となった。

■助産所と病院の施設間連携

開業助産所と病院の施設間連携は，日本赤十字社医療センターでは，医

療連携室を窓口とする登録連携システムに病診連携の一環として組み込まれている。その登録のための書類の例を▶図 3-6 に示す。今回のモデル事業は，従来の施設間連携を一歩進める内容であり，開業助産師の周産期センター内での業務活動と報酬についての取り決めを文書にした（▶図3-7）。

　モデル事業では，開業助産師と周産期センタースタッフとの連携内容に関する勉強会が数回開催され，施設間連携の内容が明確になり，顔のみえる連携が実現可能となった。

産科病診連携登録助産所等申請書

院長殿

　私は　　　　　　病院病診連携登録助産所等として登録を申請します。
　なお，登録後は貴院との病診連携の強化に努めます。

診療施設所在地：

診療施設名：

連絡先：

令和　　年　　月　　日

代表者　　　住所：

　　　　　　氏名：

＜提出書類＞

・履歴書

・勤務助産師一覧

・助産師免許証（写）

・助産師賠償責任保険証書（写）

・施設案内の文書またはホームページ（写）

▶図 3-6　産科病診連携登録申請書の例

確約書

周産期医療における安全性及び快適性の向上を図ることを目的として行う周産期医療施設のオープン・セミオープンシステムを甲とし、乙とに関し、甲、乙は以下の事項を確認の上、これを遵守するものとする。

1　対象患者又は妊産婦
あらかじめリスクが予想されるなどの理由により乙が甲に分娩及び手術等の診療あるいは助産行為を依頼した患者又は妊産婦とする。
また、あらかじめリスクが予想されず、紹介する予定がなかった患者又は妊産婦についても、妊娠高血圧症候群、切迫流早産、子宮内胎児発育遅延等の疑い又は発現時には、乙は甲へ当該患者を紹介し、甲の管理へ移行する。

2　患者又は妊産婦情報
乙は患者又は妊産婦の承諾を得た上で、妊娠経過等の情報を甲に提供する。また、退院時には、甲は患者又は妊産婦に、妊娠時退院時サマリー等により経過報告する。

3　甲による管理機関
対象患者又は妊産婦は、妊娠20週頃まで甲の診療を受ける。その後、妊娠30週頃、36週頃、40週頃に甲の定期検診を受ける。対象患者又は妊産婦が分娩及び手術等のため甲に入院するまでの間、甲による管理となる。
なお、産褥健診については患者又は妊産婦の意向により甲、乙、いずれで行う場合も可とする。

4　入院診療場所
対象患者又は妊産婦への診療及び助産行為に必要な分娩室、手術室、病室及び診察室等とする。

5　甲の診療時間帯
甲の定める開院時間とする。

6　診療予約
1回目診療は原則として、原則としてあらかじめ電話又はファクシミリで甲に受診の日時を連絡する。

7　救急の取り扱い
乙から紹介された患者又は妊産婦が甲で初めて診療を受ける際及び甲へ健診が移る第1回目診療の際は甲に通院中の患者又は妊産婦と同様、原則として甲が受け入れる。甲が満床状態などにより、受入れが困難な場合は、特例として乙が協力して搬送先を選定し、他院への搬送を行う。

8　診療方針等
乙は、甲の病院で対象妊産婦の助産行為を行うに当たっては、甲の診療方針等の指示に従うとともに、甲の病院内諸規定を遵守する。

9　設備及び物品等の利用
乙は、対象妊産婦の助産行為に係る甲の所有する設備及び物品を利用出来る。

10　診療収入
乙から甲に診療行為を依頼した対象患者又は妊産婦に係る診療収入は、すべて甲の病院収入とする。

11　甲における乙の助産行為に係る報酬
乙が甲において対象妊産婦の助産行為に携わった場合は、甲の規定による手当を支給する。

12　対象妊産婦の助産行為に係る医療事故発生時の責任
(1) 甲において、乙が行った助産行為により医療事故が発生し、対象妊産婦との間に紛争が生じた時は、すべての乙の責任においてその責任を及ぼさないものとする。
(2) 甲において、甲及び乙の助産師が共同で行った助産行為により医療事故が発生し、対象妊産婦との間に紛争が生じた時は、甲及び乙は、医療事故発生原因の関与の度合いにより甲乙それぞれの責任において解決を図るものとする。

13　乙の責務
乙は対象妊産婦の医療事故の発生に対応するため、助産師賠償責任保険に加入するほか、紛争解決のための手段を講じておくものとする。

14　医療業務等の事務取扱
乙の助産行為に係る対象妊産婦の受付窓口及び分娩費の徴収に関する事務は、甲の病院事務で行うものとする。

15　患者又は妊産婦の理解
甲、乙は妊娠、出産における安全性向上のため、本システムについて患者又は妊産婦が理解し、同意が得られるように患者又は妊産婦に対し十分に説明を行う。

16　登録助産所制度及び登録期間
乙は、甲に病院連携登録助産所として登録する。乙の登録期間は、1年間とする。但し、乙が期間の延長を希望した場合は、甲乙協議の上、解決することができる。

17　疑義の解決方法
この確約書に定めのない事項について疑義が生じた場合は、甲乙協議の上、解決するものとする。

18　その他
(1) 乙は、助産所業務ガイドライン（平成16年日本助産師会発行）を遵守する。
(2) 乙は、甲が指定する症例検討会、カンファレンス、院内講演会等に積極的に参加し、甲とともに周産期医療の向上に努める。
(3) 乙は、専門職能団体等が主催する研修会に参加し、自己研鑽に努める。
この確認の証として、本書2通を作成し、甲乙それぞれ署名捺印のうえ、各1通保有するものとする。
令和　　年　　月　　日
甲
乙

▶図3-7　産科病診連携確約書の例

4 ● 開業助産師と周産期センターとのオープンシステム実現の課題

1 産科医療者の意識改革

■産科医の意識改革

　妊産婦が本来もっている産み育てる力を引き出すことは，産科医療にかかわる者に求められる大きな役割である。とくに助産師は，妊産婦に寄り添い，妊娠・出産・母乳育児を継続的にケアすることにより，妊産婦の主体性を支え，異常を早期に発見する重要な役割を果たす。

　産科医は，助産師と連携してチーム診療を行うことで，母子の安全をまもり，母子にとって快適な妊娠・出産・育児の過程を支援することが可能となる。産科医は，従来もっていたパターナリズムから脱却し，助産師の専門性を理解した職種間連携をとることが求められている[4]。

■開業助産師の意識改革

　助産所出産や自宅出産の安全性に限界があることは明白である。開業助産師が問題にされるのは，安全性の限界を見きわめる能力に欠ける助産師がいることや，安全性の限界について妊産婦に適切な説明をしていない助産師がいることである。また，正常産は助産師，異常産は産科医という守備範囲を分ける考えには錯覚と落とし穴がある。この内容は，正常経過の出産の助産処置行為は助産師に認められているが，異常経過の出産では助産師みずからの処置は禁止され，医師に連絡し，医師の診察と処置を求めることを意味している[5]。正常産は結果であり，事前から保証されているわけではない。

　分娩経過の急変や母子の緊急状態の発生頻度は低いが，リスクは存在する事実に目を向けず，ノーリスクと錯覚していることに落とし穴がある[6]。

　正常に経過している妊産婦より，むしろ異常経過の妊産婦のほうが助産師のケアを必要としているといえ，そのため助産師には医師との密接なチームによる診療が必要である。

2 開業助産師と産科医療機関との連携

■開業助産師と嘱託医の連携

　医療法第 19 条により，開業助産所の嘱託医は産科医であることが要件として定められている。開業助産師は妊産婦の状態を報告し，嘱託産科医から助言を受ける必要がある。嘱託産科医が適切な助言をするためには，開業助産師の業務内容を熟知し，助産師の個別能力を把握することが求められる。そのためには，開業助産師と嘱託医の日ごろからの密接なコミュニケーションが大切である。

■開業助産師と産科医療機関の連携

　妊産婦の安全性の観点から，開業助産所は産科医療機関と連携することが要件であり，開業助産所，嘱託産科医，連携産科医療機関の三者のコミュニケーションが必要である。妊娠中からの的確なリスク評価，および適切な紹介・搬送が行われるためには，それぞれのレベルアップへの努力と，顔のみえる連携が必要である。

③　助産師のレベルアップ

■ローリスク妊娠・出産の落とし穴

　助産師が妊娠・出産を支援するうえで，ローリスクと評価されたために陥りやすい落とし穴がある。たとえば，分娩におけるフリースタイルへのこだわりに伴う不十分な胎児監視，破水の診断と破水後の変化への不十分な対応，分娩進行異常への不適切な対応，母体全身状態の不的確な把握などがあげられる[6]。さらに，分娩時出血への迅速さを欠く対応や，新生児仮死への不十分な対応があげられる。落とし穴に陥る背景には，リスクを軽視する油断と，分娩経過の観察能力が低いことがある。

■自己研鑽

　助産師には，ケアに加えて産科リスクの的確な評価と分娩経過観察能力が求められる。連携医療機関の症例検討会や，カンファレンス，院内講演会などへの参加，専門職能団体主催の研修会への参加などによる自己研鑽が必要である。

■教育・研修制度改革

　現状では不十分な分娩経過観察と分娩介助の臨床能力を高めるために，助産師基礎教育の制度と，卒後研修制度をリンクさせることが求められている。

　日本看護協会は，2012年に「新卒助産師研修ガイド」を作成し，また，助産実践能力習熟段階（クリニカルラダー）Clinical Ladder of Competencies for Midwifery Practice（CLoCMiP®）を開発した[7]。

　2015年には，CLoCMiP® レベル III 認証制度が開始され2022年現在，9,032名の自律的に助産ケアを実践できる助産師，すなわち，アドバンス助産師が認証されている。

5 ｜ 周産期医療のオープンシステムとセミオープンシステムの展望

①　助産師と産科医の連携による安全確保

　産科医の減少と出産施設の減少が続いているため，産科施設の役割分担と，産科リスクの集約化，産科医療者の集中化が提唱され，モデル地区で

妊娠・出産に関するおもな課題	対応
① さまざまな機関からのサービスが用意されているが，個々人の状況に即したサービスにスムーズにつながらない。 ② 妊娠・出産に関する悩みなどについて相談先がわかりにくい，相談しやすい体制がない。 ③ 不妊に関する専門的な相談について相談先がわかりにくい，不妊治療にかかわる精神的ストレス等の心の問題について十分に対応できていない。 ④ 晩婚化，不妊に関する知識不足，治療開始の遅れなどにより，必ずしも安心・安全な出産につながっていない。 ⑤ 核家族化や地域のつながりの希薄化などにより，祖父母などによる支援などを受けられず，相談相手もいないため妊産婦が家庭や地域で孤立している。 ⑥ 産院を退院した直後において，健康面の悩みや育児への不安などに対する支援が不足している。	① 個々人の状況に応じて，地域の各種サービスなどを組み合わせ，必要な支援につなげるしくみを構築する。 ② 女性健康支援センターの周知や，対応力の向上をはかり，地域における相談・支援拠点の体制を充実する。 ③ 不妊専門相談センターの周知や，使いやすさの向上，専門的な相談への対応力の向上をはかる。 ④ より安心・安全な妊娠・出産に資するよう，医学的な情報の提供のあり方や不妊治療の助成範囲を見直す。 ⑤ 助産師などによる相談支援や，シニア世代が話し相手となるなどの支援により，妊産婦の孤立感の解消をはかる。 ⑥ 産後に宿泊・日帰りなどによる乳房ケア・心身のケアや休養などの支援を行う。

左側（縦書き）：結婚前 > 結婚 > 妊娠 > 出産 > 産後／妊娠・出産に関する正しい知識の普及が必要／健康面のサポートが必要／周辺環境や情報面のサポートが必要

▶図3-8　地域における切れ目のない母子支援

産科オープンシステムならびにセミオープンシステムが展開されている。

助産所出産・自宅出産の安全性に限界があることは明白であるが，一方で助産所出産・自宅出産を希望する妊産婦が1%弱おり，全助産師の6%に相当する開業助産師が対応している。今後も安全確保のために，助産師と産科医の緊密な連携が必要である。

2　地域全体としての母子支援

地域全体として母子の安全を支援していくためには，開業助産師を含めた周産期医療オープンシステムならびにセミオープンシステムが必要となる。産科医と助産師のチーム診療を基礎として，全国各地の事情に応じた周産期施設間の連携を強化し，妊娠・出産・育児環境の安全性と快適性の向上が求められている[8]。さらに，妊娠・出産・育児の連続した過程に対応する切れ目のない母子支援体制を，行政を中心に地域として構築していくことも必要である（▶図3-8）。

●引用　参考文献
1) 岡村州博：東北地方における産科セミオープンシステムを利用した連携．産婦の実際 58：889-896, 2009.
2) 原量宏ほか：周産期医療ネットワークの現状とこれから．DEGITAL MEDICINE 6(6)：19-23, 2006.
3) 杉本充弘（主任研究者）：医療安全を考えた産科医療施設の安全と質に関する研究．平成16・17年度厚生労働科学研究総括研究報告書，2006.
4) 杉本充弘：助産師・看護師の役割．臨床婦人科産科 61：228-231, 2007.
5) 医療法制研究会監修：健康政策六法．平成10年版．pp. 940-948, 中央法規出版，2000.
6) 杉本充弘ほか：ローリスク妊娠管理上のピットフォール．産婦の実際 54：441-447, 2005.
7) 日本看護協会：助産実践能力習熟段階（クリニカルラダー）活用ガイド，2019年度改訂．(https://www.nurse.or.jp/home/publication/pdf/guideline/CLoCMiP_katsuyo.pdf)（参照2022-01-27）
8) 杉本充弘：助産師オープンシステムの展望．周産期医学 38：333-339, 2008.

助産管理 ………… 第 **4** 章

助産に関する医療安全と
危機管理

A 助産師が行う安全対策と医療事故防止

1 安全対策

1 リスクマネジメント

　リスクマネジメントとは，想定されるリスクを事前に管理し，不利益を最小限に抑えることである。産科における医療安全の最大の目標は，母児の安全であり，リスクマネジメントとして，母児の安全が担保されている状態をつくる必要がある。そのうえで最も重視しなければならないのは，母児の死亡を防ぐことである。

　昨今，妊娠・分娩期における妊産婦死亡は減少傾向であり，つねに分娩時の死亡リスクを考えることはない。減少した理由は，妊産婦側の要因というよりは，医療全体のレベルが上がり，原因の早期発見と対応能力が向上した結果であると考えられる（□1）。

■産科危機的出血

　産科危機的出血とは，妊産婦の生命をおびやかすような分娩前後の大量出血のこという。死亡原因に占める割合は減少してきているが，発生する頻度はかわらないとされる。産科危機的出血に対するリスクマネジメントとして重要なのは，早期に高次医療機関へ搬送できる体制づくりである。

　産科危機的出血に対応するには，輸血や子宮動脈塞栓術，緊急手術のできる施設と人員が必要になる。重症の場合は，ときに数千 mL の輸血を必要とするため，各施設の規模により，どのような患者まで対応できるかをあらかじめ規定しておく必要がある。

　搬送を受ける高次医療機関は，おもに総合・地域周産期母子医療センターになる。そこには，さまざまな診療科があり，産科だけでなく救急部・手術部とも連携をとれる体制を構築しておく必要がある。

　また，実際に事例が発生した場合は，どのような連携が行われるとよりスムーズであったかを，各関連部門がふり返り，協議していくことが大切である。

NOTE

1 J-CIMELS

　2015（平成27）年に日本産婦人科医会は，日本産科婦人科学会を含む6団体とともに，妊産婦死亡の低下を目ざし，日本母胎救命システム普及協議会（J-CIMELS）を設立した。

　J-CIMELS では，産婦人科医師のみならず，救急部医師や麻酔科医師，助産師，看護師などが，協働を目的として，一次医療施設で高次医療機関に搬送するまでの母胎救命対応（妊産婦・産褥婦の病態・特殊性を考慮した心肺蘇生法）や高次医療施設での対応を学ぶことができる。

■超緊急帝王切開術

　常位胎盤早期剝離や臍帯脱出，子宮破裂などといった母児の生命に関する危機的状態がおこった場合は，超緊急帝王切開術が行われる。超緊急帝王切開術では，決定してから30分以内の胎児娩出が目標となる。母児の負担の軽減のためには，少しでも早い娩出が重要であり，短時間で娩出できる体制を整えておくことが必要である。

2　感染予防対策

■母児感染への対策

　母児感染とは，母体が病源微生物に感染し，児へそれが移行することである。感染をおこしやすいとされる妊婦や，基礎疾患をもつ人，臓器移植後の妊娠で免疫抑制薬を服用している人などではリスクが高くなる。母児感染は，経路により胎内感染，産道感染，母乳感染の3つに分けられる。これらは垂直感染とよばれ，水平感染とは区別される。母児感染の経路により，それぞれ次のような対策を説明する。

❶胎内感染

　胎内感染では子宮内で児が感染することにより，流産や早産などの原因となる。それぞれ以下のような対策を説明する。

　●**風疹**　妊娠前に予防接種を受けておくことで，妊娠中の感染を防ぐことができる。もし抗体がない場合は，感染流行時期や地域での外出を避け，同居家族への予防接種による家庭内感染を防ぐよう指導しておく。

　●**トキソプラズマ症**　ネコの糞などを介して感染するため，糞便の処理を行ったら手をしっかりと洗う。土壌が糞便で汚染されている可能性があるため，ガーデニングなどは手袋をして行うことや，野菜や果物を生食する際はよく洗う，などの対策が必要である。また，加熱不十分な食肉は摂取しないようにする（□2）。

　●**クラミジア感染症**　性感染症の1つである。感染が確認された場合は，抗菌薬による治療が行われる。このときパートナーの検査・治療も同時に行う。

❷産道感染

　児が産道を通過することで感染するものをいう。

　●**B群溶血性レンサ球菌（GBS）感染症**　B群溶血性レンサ球菌は腟・肛門・直腸内にいる常在菌で，母親に影響を及ぼすことはないが，新生児に感染すると肺炎や敗血症，髄膜炎などの重度の疾患をおこす可能性がある。妊娠35～36週に検査を行い，陽性の場合は，陣痛発来または破水時から6時間ごとに抗菌薬の投与が行われる。

　●**B型肝炎・C型肝炎・HIV感染症**　母親の感染が確認された場合は，分娩後の処置として血液・体液の除去と，児の検査および適切な治療を行う。

❸母乳感染

　児が母乳を飲むことによって感染する。

NOTE

2 非加熱製品
　海外で，生ハムやチーズなどの非加熱製品を食べ，リステリア-モノサイトゲネスに感染し，胎児が死亡した例も報告されている。加熱していない製品には，注意が必要である。

● **HTLV-1関連疾患**　ヒトTリンパ球向性ウイルス(HTLV-I)の感染により生じるものとして, 成人T細胞白血病(ATL)やHTLV-I関連脊髄症(HAM, 🔖3)などがある。前者は, 感染から50年ほどしてから感染者の5%ほどで発症する。後者は, 30〜50歳代の発症が多く, 1年間で感染者の約3万人に1人の割合で発症する。生涯発症率は0.3%程度と推定されている。完全人工栄養にしても完全に感染を防ぐことはできず, 母乳以外の感染経路で約3%が母児感染をおこす。そのため, 完全人工栄養を選択する産婦には, 事前に説明しておくとよい。

● **HIV感染症**　ヒト免疫不全ウイルス(HIV)は, 母乳から感染するため, 完全人工栄養とする。

■水平感染対策

水平感染とは, ヒトからヒトへ, 動物からヒトへと感染が伝播することをいう。病棟内で感染対策を行う。

● **産科病棟での感染対策**　病院内の感染予防は, ほかの科と同様に, 標準予防策(スタンダードプリコーション)と, 感染経路別予防策が用いられている。

標準予防策とは, 感染の有無にかかわらず, すべての患者・妊産婦・新生児に対して, 血液・体液・分泌物(汗を除く), 排泄物, 傷のある皮膚, 粘膜を感染する可能性のあるものととらえ, 媒介しないために手袋を着用し, マスク, アイプロテクション, フェイスシールド, ガウン, エプロン, キャップを使用し, 処置後は手洗い・手指消毒を行うことである。

感染経路別予防策とは, 病原微生物の種類や, 感染部位により, 接触感染・飛沫感染・空気感染という感染経路を判別し, 感染経路別に必要な物品を使用する。

(1)接触感染対策:マスク・エプロン・ガウン・手袋など。

(2)飛沫感染対策:マスク・エプロン・ガウン・手袋・フェイスシールド・アイプロテクション・キャップなど。

(3)空気感染対策:マスク・エプロン・ガウン・手袋・フェイスシールド・アイプロテクション・キャップ・N95マスク。このほか, 陰圧個室管理を行う。

また, 適切なタイミングで手指消毒を行い, 感染の伝播を抑えるようにする(▶表4-1)。

■分娩時の感染対策

分娩時は, 体液の曝露が高率で予測されるため, 接触・飛沫感染対策を行う。とくに破水時や会陰切開時などは, 体液が飛散するため, 標準予防策を遵守し, 必要な物品を準備し, 手指消毒が行えるようにしておく。

また, 分娩直後から授乳介助を行う場合は, 新生児の沐浴の有無によって体液への感染対策が異なるため, 病院の環境や妊産婦・新生児のケアの特徴にあった感染対策を行う。

📖 **NOTE**

3 HTLV-I関連脊髄症
両下肢に痙性不全麻痺があらわれるもので, 歩行障害・排尿障害・感覚障害を呈する。進行性であるが, 原則として緩徐進行性である。

▶表4-1　WHO 5つの手指消毒のタイミング

タイミング	目的
①患者に触れる前	手指を介して伝播する病原微生物から患者をまもる。
②清潔・無菌操作の前	患者の体内に病原微生物が侵入することを防ぐ。
③体液に曝露された可能性のある場合	患者の病原微生物から医療従事者をまもる。
④患者に触れたあと	患者の病原微生物から医療従事者をまもり，医療環境を保持する。
⑤患者周辺の環境や物品に触れたあと	患者の病原微生物から医療従事者をまもり，医療環境を保持する。

●**薬剤耐性菌**　メチシリン耐性黄色ブドウ球菌(MRSA)に代表される薬剤耐性菌は，現在では市中に常在している。つまり，健常者であってもMRSA 保菌者が存在する。産科では，妊娠中に検査を行い，MRSA が発見された場合は，新生児への感染と，新生児からの水平感染を考慮して，接触感染対策が行われる。早産で出生した場合，NICU 内で感染の伝播が考えられるため，定期的な検査が行われる。

2 ● 医療事故防止

1 医療事故

　医療事故とは，厚生労働省の「リスクマネージメントマニュアル作成指針」[1]においては，下記のように定義されている。

　医療に関わる場所で，医療の全過程において発生するすべての人身事故で，以下の場合を含む。なお，医療従事者の過誤，過失の有無を問わない。
　ア　死亡，生命の危険，病状の悪化等の身体的被害及び苦痛，不安等の精神的被害が生じた場合。
　イ　患者が廊下で転倒し，負傷した事例のように，医療行為とは直接関係しない場合。
　ウ　患者についてだけでなく，注射針の誤刺のように，医療従事者に被害が生じた場合。

📖 NOTE

4 日本医療機能評価機構

　日本医療機能評価機構では，国民の健康と福祉の向上のため，第三者機関として，医療の質向上と信頼できる医療の確保を目的に，原因分析と再発防止に向けた提言を行っている。

　医療事故の実態は，日本医療機能評価機構(🔲4)の「医療事故情報収集等事業」の年報などで報告されている。病院全体としての事故の概要では，「療養上の世話」についで「治療・処置」が多くなっている(▶図 4-1)。

　●**産科における医療事故**　産科での医療事故は，分娩時におこりやすく，過失の有無の判断がむずかしいことが多い。そのため，裁判となることもあり，後述する産科医療補償制度(▶p.100)の創設につながった経緯がある。

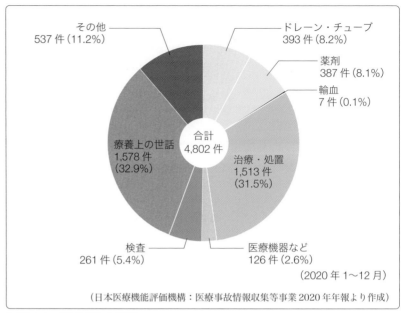

その他
537 件（11.2%）

ドレーン・チューブ
393 件（8.2%）

薬剤
387 件（8.1%）

輸血
7 件（0.1%）

療養上の世話
1,578 件
（32.9%）

合計
4,802 件

治療・処置
1,513 件
（31.5%）

検査
261 件（5.4%）

医療機器など
126 件（2.6%）

（2020 年 1〜12 月）

（日本医療機能評価機構：医療事故情報収集等事業 2020 年年報より作成）

▶図 4-1　医療事故の概要

2　産科における医療事故防止対策

産科には，特徴的な医療事故がある。その概要と対策を述べる。

■早期母子接触への対応

早期母子接触は，母乳育児の促進や児の身体状況の安定に有効とされる[2]。しかし，早期母子接触実施時の事故が報告されており，以下の医療事故防止対策を行う。

（1）妊娠期間中に，妊婦とその家族に十分な説明を行い，早期母子接触の実施の希望を確認しておく。

（2）早期母子接触の適応基準を確認し，母子が実施可能な状態であるか評価する。

（3）母子の継続的な観察を行う。また，心電図モニターなどの機器からの数値もあわせて確認する。

（4）母親から児の顔がよく見える位置に調整する。

（5）母親は，上体を 30 度まで挙上する。

（6）あたためたバスタオルで児をおおうようにする。

（7）呼吸ができるように，児の顔は横に向け，鼻腔が閉塞しないようにする。

■新生児の取り違え対策

新生児の取り違え対策として，以下を実施する。

（1）分娩室では，母親の名前を記入したネームバンドを新生児に装着する。

（2）新生児の下腿に母親の名前を記入する。

（3）コット（新生児用のベッド）に名前を表記する。これは，別のコットに寝かされないようにすることで，感染対策にもつながる。

（4）助産師が児を預かる場合や，母親に児を返す場合は，ネームバンドで確認する習慣をつけるようスタッフ教育を行う。

■連れ去り防止

　現在，産科病棟が建設される際は，児の連れ去りを防止するため，病室から出口までの間にナースステーションを設置することが推奨されている。また，監視カメラの設置や，入り口のドアにロックをかけるなど，連れ去りを防止するシステムが構築されている。母親には，シャワーなどで児のそばを離れる際は，児をナースステーションに預けるように説明しておく。

■窒息予防

　乳幼児の窒息の原因としては，①顔がマットレスに埋まる，②掛けふとんなどの寝具で顔がおおわれる，③寝具などが首に巻き付く，などが考えられる。これらがおこらないように注意するととともに，母親には，周囲のおもちゃなどが窒息につながらないように大きさや素材を確認し，それらを置く場所を決めておくよう指導する。うつぶせ寝は，窒息以外にも乳幼児突然死症候群 sudden infant death syndrome（SIDS）をおこす危険性があり，医学的に必要な場合を除き，病院や自宅でのうつぶせ寝は避けるよう指導する。

■転落予防

　沐浴や体重計測，授乳などを行う際に，児をコットから移送するときは，児が転落する危険性がある。周囲に段差やコード類がないことを確認し，児の体幹をしっかりと保持して移送する。また，母親が貧血やてんかんの発作があったり，睡眠不足で疲労がたまっていたりする状態では，児を取り落とす可能性もあり，母親の状態を評価して児の受け渡しの可否を判断するようにする。

③　法的責務と損害賠償

■法的責務

　医療事故のうち，法的責任を負うものが医療過誤である。医療過誤は，次のように定義される[3]。

　医療の過程において医療従事者が当然払うべき業務上の注意義務を怠り，これによって患者に傷害を及ぼした場合をいう。過失の有無については，事例によっては，必ずしも明確でない場合がある。また，事実認定が医療事故の発生時点における医療水準に照らして判断されることから，医療過誤の範囲は時代とともに変化することになる。

　助産師をはじめ医療職が医療過誤をおこした場合は，次の3つの法的責

任を負う可能性がある。

　①民事責任　医療過誤により，患者の生命・身体などに損害を与えた場合，民法により損害賠償責任が発生する。

　②刑事責任　医療者個人に対し，刑法により一定の制裁が加えられる。実際に医療事故で刑事責任が問われることは少ないが，業務上過失致死傷罪に問われると，5年以下の懲役，もしくは禁錮，または100万円以下の罰金に処せられる可能性がある。

　③行政上の責任　個人を対象に，国や地方団体によって追及される。助産師であれば，保健師助産師看護師法により，免許の取り消しや3年以内の業務の停止，戒告処分を受ける可能性がある。

■損害賠償

　助産師は，医師から薬の投与や処置の指示を受け，最終実施者となることが多い。また，産科施設では，胎児心拍数陣痛図を評価し，医師へ報告を行う重要な役割がある。これらの過程が原因で医療事故をおきたとしても，個人の助産師の責任に帰することはできず，原因は複合的な管理体制上の問題の集積によるとされることも多い。

　しかし，民事責任が発生し，その結果，損害賠償が生じた場合は，病院または個人にこれを支払う義務が生じる。このようなことに備えるため，日本看護協会や損害保険会社で看護職賠償責任保険制度が創設されている。

④ 産科医療補償制度

　産科医療補償制度とは，制度に加入している分娩機関で生まれた子どもが，分娩に関連して重度脳性麻痺となった場合に，子どもとその家族の経済的負担をすみやかに補償する制度である。子どもを産む人が，安心して産科医療を受けられる環境整備の一環として，2009(平成21)年に日本医療機能評価機構により創設された。その目的は次のとおりである。

(1)分娩に関連して発症した重度脳性麻痺児とその家族の経済的負担をすみやかに補償する。

(2)脳性麻痺発症の原因分析を行い，同じような事例の再発防止のための情報を提供する。

(3)紛争の防止・早期解決および産科医療の質の向上をはかる。

　補償は，運営組織である日本医療機能評価機構が，補償対象として認定すると，損保保険会社から子どもとその家族に支払われるしくみになっている(▶図4-2)。

　補償対象者は制度の創設以来，少しずつ広がっており，2015(平成27)年1月1日以降に出生した児の場合は，次の3つの基準を満たした場合に補償の対象になる。

(1)出生体重1,400g以上，在胎週数32週以上(所定の要件に該当すれば在胎週数28週以上)

(2)先天性や新生児期の要因によらない脳性麻痺であること

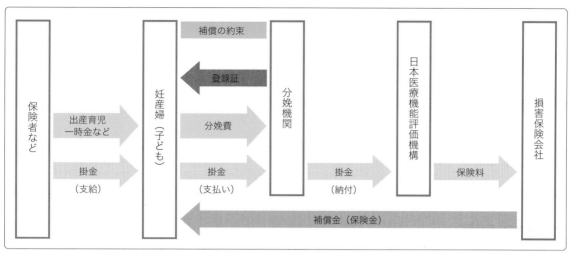

▶図4-2　産科医療補償制度の補償のしくみ

（3）身体障害社障害程度1級または2級相当の脳性麻痺

　これらの基準を満たした場合は，補償金として3000万円（一時金600万円+120万円×20年）が支払われる。

　なお，2022（令和4）年1月に産科医療保障制度の改定が行われ，上記の条件の（1）については在胎週数が28週以上であることに変更された。（2）と（3）については，変更はない。

●引用・参考文献

1) 厚生労働省リスクマネージメントスタンダードマニュアル作成委員会：リスクマネージメントマニュアル作成指針.
（https://www.mhlw.go.jp/www1/topics/sisin/tp1102-1_12.html#no3）（参照 2022-02-01）
2) 一般社団法人日本助産学会：エビデンスに基づく助産ガイドライン——妊娠期・分娩期・産褥期 2020.
（https://www.jyosan.jp/uploads/files/journal/JAM_guigeline_2020_revised20200401.pdf）（参照 2022-01-25）
3) 厚生労働省：患者誤認事故防止方策に関する検討会報告書.
（https://www.mhlw.go.jp/www1/houdou/1105/h0512-2_10.html#no3-1）（参照 2022-01-22）

B 災害対策

　わが国は災害大国であり，この国で生活する限り，災害から逃れることはできない。災害がおきると，被災地の病院の産科病棟や助産所，産科医院，周産期センターなど(以下，分娩施設)では，建物が倒壊するなどしてスタッフが被害を受ける。また，けがをした妊産婦は受診を必要とし，分娩施設の業務停止などの影響で他施設からの妊産婦が受診するなど，さまざまなことがおこる。

　このように分娩施設では，通常の機能を維持できなくなるだけでなく，けがや不安で受診を希望する妊産婦が増えることで，平時より助産業務の需要が大きくなりうる。一方，妊産婦は災害により負傷したり，損壊した家屋での生活や，避難所などでの生活を余儀なくされる。また，通院していた分娩施設の倒壊などで受診できなくなるなど，平時にはない困難な状況となる。このように被災地では，分娩施設と，妊産婦の双方がむずかしい状況となる。

　よって，災害がおきても，被害を最小限にし，質の高いケアを提供しつづけられるよう備えておくことが重要である。

1 平時の災害への備えと訓練

1 災害発生時における分娩施設の体制整備

　助産施設の体制整備を行うためには，施設が立地する地域でおきる可能性のある災害を知り，災害事象によりどのような被害を受けるかを分析する。これをもとに，組織と体制づくりおよびマニュアル作成，備蓄，訓練，減災にむけた知識の普及などを，PDCA サイクル(▶p.7)により，被害を少なくするよう備えておく。また，危機管理の視点から，平時の体制整備にあたり，インシデント-コマンド-システム Incident Command System(ICS)を活用することにより，より実践的で系統的な活動が可能となる。

■分娩施設が立地する地域における災害の確認

　災害というと地震をイメージする人が多いだろうが，近年は台風や大雨が多く発生しており，これらについての備えも重要である。地域ごとに予

測される災害は異なり，市町村では予測される災害に関するハザードマップ(□1)を Web ページに提示している。

ハザードマップの種類には，豪雨や台風による水害・浸水・洪水，山に囲まれている地域や地盤の弱い地域における土砂災害がある。また，海に面している地域では津波が，火山の噴火が予測される地域ではそれに関するものがある。そのほかに豪雪地帯では雪崩などについてのものがある。地域のハザードマップを確認することで，被害についての具体的なイメージがもてる。

分娩施設によっては，土砂災害や浸水の危険があるところに立地していることもある。このような施設は，どの時点で避難をするか，被害はどれくらいになるか，消失しては困るカルテまたは診療データなどを検討・確認し，対策を講じる。また，浸水や土砂の被害を受けない場所に立地している分娩施設であれば，地域の妊産褥婦の健康被害を防ぐために，どのような役割を果たせばよいのかを，地域全体を視野に入れながら，対応を検討することも必要である。

災害により自施設にどのような影響があるのか，そしてどのような被害があるのかを予測することで，対応策を具体的に作成することができ，地域の妊産婦をまもり，自病院が災害時でも業務を維持することを可能にする。

■分娩施設での組織と体制づくり

分娩施設では，災害時または災害が予測されるときに，災害対策本部を立ち上げ，設置することが必要である。災害医療を実践するためには，平時の診療とは異なるアプローチが必要となり，「CSCATTT」という考え方に基づいて行われる。これは，英国における大事故災害への医療対応 Major Incident Medical Management and Support として提唱されたもので，

コラム　インシデント-コマンド-システム(ICS)

ICS とは，米国における災害や緊急事態における指揮系統や行動指針を標準化したものであり，2004 年に危機管理の国家標準システムとして導入された。わが国でも 2013～2014 年に，災害対策標準化検討会議(内閣府，2014)で検討された。

ICS には 14 の要素があり，危機管理の視点といえる。具体的には，①明瞭で共通な言語の使用，②災害対応で最低限必要となる担当部門の設置，③目標管理，④災害に対する行動計画，⑤統制範囲をこえない，⑥災害対応に必要な施設と場所，⑦包括的な資源管理，⑧情報の共有，⑨指揮の確立と指揮の委譲，⑩指揮系統の確立と指揮の一元化，⑪統合指揮，⑫説明責任，⑬資源(人，物)の派遣・投入，⑭情報とインテリジェンス(知識や新たな発想および経験など蓄積と応用)の管理である[1]。

これらをもとに，自施設が被害にあうであろう災害に関する分析をし，組織と体制をつくり，マニュアルの整備，備蓄，訓練につなげ，危機管理および運営体制を確立する。

NOTE

1 ハザードマップ

河川の氾濫などの自然災害の被災想定区域，および避難場所・避難経路などの防災関係施設の位置などを地図上に示したものである。

わが国でも災害派遣医療チーム Disaster Medical Assistance Team（DMAT, ▢2）の行動規範となっている。CSCATTT の各アルファベットは，それぞれ次のことをさす。

- Command & Control：指揮・統制
- Safety：安全
- Communication：情報伝達
- Assessment：評価
- Triage：トリアージ
- Treatment：治療
- Transfer：搬送

　CSCA の4項目は，医療の管理・運営についてである。あとの3つの T は，医療支援についてである。災害時には，CSCA が重要であり，災害対策本部が統括し，これらを活用することで効果的な組織運営が可能となる。災害時には，避難の決定，支援要請などといったさまざまな事項が，短時間に決定される。災害対策本部は，情報を収集し，対策の方向性を決定し，その決定事項を施設内に周知する。同時に，院外の関連機関に伝え，支援を受けながら，危機をのりこえていく。

　また，平時の体制つくりについては，病院全体レベル＞看護部レベル＞看護単位レベルで整えると，各レベルの意見が網羅・集約され，方向性などの浸透も早く徹底され，もれが少ない。病院を例にとると，病院レベルの防災委員会，看護部レベルの防災看護委員会，看護単位レベルの防災係というように，各レベルで意見を集め，課題の検討と方向性を示すように定期的に会議を行う。

　このような各レベルでの組織が望ましいが，できるところから始め，その後，病院全体へと広げるとよい。平時の委員会でのつながりが，災害時にも顔の見える関係をつくり，被災という困難な状況でも，業務の継続を円滑に進めることを可能とするのである。

■災害対応および事業継続・復旧のための備蓄

　災害直後は物流が停止するため，自身の分娩施設に支援物資が入るまで，保健医療および助産などの提供と入院生活が維持できるよう，物資を備蓄する必要がある。地震の場合は，外からの物資が入らない状況で，ケアを行いながら過ごす最低限の日数はおおよそ3日とされる[2]（▢3）。停電および断水が継続した場合を想定したうえで，妊産婦または患者搬送を行えるまでの間の最低限の物資の備蓄が必要である。

　最低限必要な備蓄品は，生命維持および生活に必要な食糧と寝具および簡易トイレ，情報収集に必要なラジオやテレビ，通信のための非常用の電話，情報収集と通信のための携帯電話，助産ケアに必要な医療資器材および薬品，医療機器を稼働しつづけるための燃料などである（▶表4-2）。

　生命維持および生活に必要な備蓄品は，妊産婦，新生児および施設スタッフが生活することを想定し，食事や寝具などの個数や規模を決める。

📖 NOTE

2 DMAT
　災害時派遣医療チーム disaster medical assistance team の略称で，被災地に迅速に入り救急医療を行う専門的な医療チームである。

3 備蓄の不足
　2019年の台風被害では数十か所の病院が停電となり，なかには非常電源だけでは対応できず，患者を県外に搬送する状況があった[3]。

▶表4-2　最低限必要な備蓄品の種類

項目	品目(具体例)	備考
生命維持と生活に必要な備蓄品	食糧(新生児のミルク，アルファ米[保管期間が長い乾燥した米]，乾パン，水など)，寝具(毛布や簡易ベッドなど)，簡易トイレ(新生児のおむつ，ラップトイレ，ビニール袋におさめる簡易トイレなど)，夜間用照明など	断水時，小規模助産所では，風呂水を利用することで，既存トイレも使用が可能である。
情報収集，通信に必要な備蓄品	テレビ，ラジオ，非常の電話(停電を予測し，衛星電話など)，携帯電話の充電器	——
助産ケアに必要な備蓄品	分娩セット(滅菌手袋，シート，臍帯剪刀，臍帯クリップ，ガーゼ，綿花，消毒)，縫合セット，タオル，新生児用寝衣，産褥パッド，薬品(子宮収縮薬など)，照明など	——
停電に備えた医療機器を稼働しつづけるための燃料	発電機および軽油，分娩のために最低限必要となる機器などを消毒するために用いるカセットコンロなど	病院施設などの自家発電を装備しているところでは必要ない。

　妊産婦と新生児に向けた備蓄品だけとしている施設があるが，それでは助産ケアの提供を継続できない。災害時にスタッフが施設に滞在することも前提とし，スタッフの分も必ず備蓄する。また，東日本大震災ではミルクの不足で病院も苦しんだ。ミルクの備蓄およびおむつの備蓄も必ず行う。

　情報収集と通信に必要な備蓄品は，施設外でおきている被災の様子を知り，支援を受けるために必要である。インターネットの普及でテレビやラジオを使用することが少なくなっているが，ラジオは災害時には簡便で短時間にリアルタイムの情報を得ることができる。地震災害のあとで余震が考えられるときは，避難のタイミングを逃さないために，病棟などではラジオをつけたままにすることも必要となる。通信は，個人や施設の携帯電話も活用して対応する。また，妊産褥婦の安心のために，家族と連絡をとるための通信は重要であり，携帯電話の充電ができる備えが必要である。

　助産に必要な備蓄品は，分娩，産褥および新生児のケアに必要な最低限の資器材である。停電を予測して懐中電灯などの準備も必要である。3日程度の備蓄としているが，交通遮断などで，予定していた施設に行くことができない妊婦が受診してくる可能性もあるため，備蓄数は多めにしておく。

　規模の大きい施設は，停電時に自動的に発電できる機能を備えているところもあるが，それ以外の施設にとって，医療機器を稼働しつづけるための発電機とその燃料は，災害への備えとして重要である。停電している状況での分娩を継続していくために，必要な器械の消毒ができるよう準備があるとよい。

　被害が大きい場合は，3日間で平時のような状況に戻るわけではない。分娩施設での備蓄には限界があるが，それでも被災後も助産業務を継続しなくてはならない。よって，地域の医療機関での共同備蓄，物資の納入業者などとも協力した備蓄を検討することも必要である。

■マニュアルの作成

　災害時のマニュアルには，避難マニュアルや，防災マニュアル，業務継続計画 business continuity plan（BCP）などがある。2017（平成29）年の第7次医療計画で，災害医療に関して「早急に診療機能を回復できるよう，業務継続計画の整備を行うよう努めること」[4]とされ，一般病院でもBCPの策定が推進されている。BCPは，これまで作成した急性期の対応だけでなく，事前の準備，亜急性期・慢性期の計画を含むものである（▶図4-3）。

　ここでは，最近の豪雨被害などの状況から，避難マニュアルとBCPについて説明する。

❶避難マニュアル

　2019（令和元）年の台風第15号（令和元年房総半島台風），第19号（令和元年東日本台風）では病院が浸水し，避難は浸水後となり，消防，自衛隊，DMATの支援を受けて患者を避難させることとなった[3]。今後は，このようなこれまで想定していない災害がおこり，医療施設がその被害にあうことも考えなければならない。地震や，市町村のハザードマップに基づく浸水・土砂崩れ・津波・噴火などの災害に対応する避難マニュアルの作成が必要である。これらの災害のうち，台風による浸水や，火山爆発などはある程度予測が可能であるが，地震や，夜間の，または急激な豪雨での水位の急上昇による浸水などは予測がむずかしい。地域のハザードマップを確認し，避難のタイミング（時期）や，避難方法，避難場所などを事前に決めておく必要がある。

　台風や豪雨に関しては天気予報などの情報で，ある程度予測が可能であ

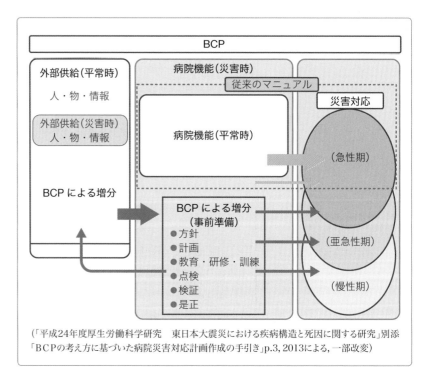

（「平成24年度厚生労働科学研究　東日本大震災における疾病構造と死因に関する研究」別添「BCPの考え方に基づいた病院災害対応計画作成の手引き」p.3，2013による，一部改変）

▶図4-3　BCPと従来のマニュアルの違い

る。洪水を例にとると，分娩施設が浸水地域にあれば，気象庁などの情報を参考に避難時期を決め，浸水前に避難行動を開始することになるだろう。避難は，災害時の避難先としてあらかじめ連携しておいた施設に，徒歩または車両を用いて移動するなどにより行われる。また，スタッフの少ない夜間などに，急激な豪雨による浸水で外に避難できない場合には，垂直避難(🔖4)を行い，できるだけ上の階に妊産婦および新生児を避難させる。

大雨や台風などによる洪水や土砂災害，高潮に関しては，2019年度より，気象庁と市町村が警戒レベルを発令することとなっている[5]。土砂や浸水する地域に立地する施設では，この警戒レベルに応じた施設の避難行動を設定しておく。具体的には，スタッフ数が最も少ない夜間を想定して避難マニュアルを作成しておくとよい。災害直後から避難までの行動を，アクションカードとよばれる1枚の紙にまとめて見やすくしておき，災害時に必要で優先される行動を提示しておくことも一案である。避難に際しては，母親が新生児を抱き，病院スタッフは介助が必要な妊産婦などとともに逃げることを念頭においておく必要がある。

また，正常経過をたどる母子であれば，避難所でも助産師のケアを受けながら生活することが可能である。しかし，医療や処置が必要となる重症悪阻や切迫早産などの合併症がある妊婦や，帝王切開後などで医療処置が必要な産褥婦，新生児は，災害時に受け入れてくれる地域外の病院が必要となる。日本産科婦人科学会が提示する大規模災害対策情報システム Perinatal Early assessment and Communication system for Emergency（PEACE）などのシステムなどを活用する[6]，または事前にハザードマップを確認し，被害を受けない地域の施設と災害患者受け入れの契約を結ぶなどを検討しておく。豪雨や土砂災害などの予測可能な災害については，災害がおきる前に対応を講じ，母子の命をまもり，適切な医療と助産を継続できるような備えを検討しておく。その他，地震に関しては，建物が免振構造や耐震構造になっていれば，建物内にとどまることも可能なため，災害事象と建物の構造などを考慮して避難マニュアルを作成する。

❷助産業務の早期復旧と継続に向けたマニュアル

分娩施設における災害発生時の対応は，『分娩施設における災害発生時の対応マニュアル作成ガイド』[7]を参考にしてマニュアルを作成している施設もあると思われる。しかし，今後は，災害時に増大する助産業務に対応しながら，早期に復旧させ，平時の業務が実施できるよう，具体的な行動を示す BCP の作成が必要である。

医療における BCP とは，被災したとしても病院機能を早期に回復させ，医療を継続するための計画である。助産施設においても，被災時にできる限り早期に，通常助産業務が行えるよう復旧させ，その後，被災妊産婦を受け入れながら，並行して通常の業務も継続できるような計画をたてることが重要である（▶図4-4）。東日本大震災では，津波の被害を受けなかった地域の病院，および被災地域外の近隣市町村に立地する病院で，被災した妊婦やかかりつけ病院が被害を受けた妊婦を受け入れる状況となった[8]。

📖 **NOTE**

4 垂直避難

災害時に，安全を確保するために垂直方向へ避難することである。津波や洪水の際，ほかに逃げる時間がないときに建物の上階に逃げることをさす。

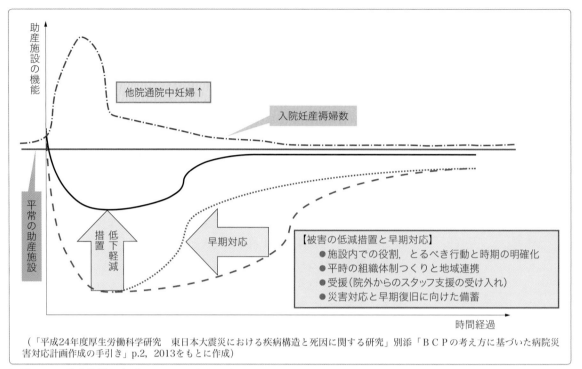

（「平成24年度厚生労働科学研究　東日本大震災における疾病構造と死因に関する研究」別添「ＢＣＰの考え方に基づいた病院災害対応計画作成の手引き」p.2，2013をもとに作成）

▶図4-4　助産施設におけるBCPのイメージ

　母子手帳の有無にかかわらず，妊婦健診や受診者を引き受けることを想定した備えが必要である。災害時に増大する業務に対しては，入院期間短縮の検討，現在の施設スタッフに関する配置の変更による対応，および救護班や他施設からの支援を受けるための受援などがある。これらに関するマニュアルなどを準備しておく。

　地域で多くの妊産婦の受け入れを行う必要がある場合には，自施設だけで妊産婦の対応をするのではなく，地域の病院や診療所などを含めた連携が必要である。地域における自施設の平時での役割を確認し，平時に話し合いや提携を結ぶなどの対策を行う。また，自施設での助産ケアの提供が不可能になる場合も想定し，妊産婦および新生児を転院または搬送する先を決めておくことが必要である。その際，平時に対象となる施設と提携を結んでおくことも一案である。このように，地域で妊産褥婦の対応を行うことや，自施設では助産ケアが提供できないときも予測してBCPは作成するのである。

■災害に備えての訓練

　組織と体制をつくり，避難とBCPなどのマニュアルをつくると同時に，これらを活用し，災害発生時に行動に移せるようにしておくことが重要である。マニュアルに基づいて訓練を行い，個々人が役割を認識すると同時に，実際に行ったことで明らかになった課題を改善していく。これらは，分娩施設全体で行うものもあるが，産褥や分娩などの看護単位レベルでも

行うことが必要である。

　看護単位レベルでの訓練方法は，机上訓練を活用すると短時間で少人数でも可能となる。たとえば，地震で避難が必要となった事態を想定し，夜間の最小人員で他部署からの支援をもらいながら避難するといった事例をつくる。そして，マニュアル通りに避難を行ったという想定で役割と行動を確認すると同時に，課題を抽出していくという机上シミュレーションを行うとよい。また，マニュアルに書かれている役割や行動，注意点などと，災害時におこりやすい課題などを質問形式にして，朝礼などで1，2問ずつ回答していきながら意識と行動を確認するような方式もある。分娩施設や看護単位にあった訓練を企画し，継続していくことが重要である。

❷　被災県および市町村・支援組織との連携体制の整備

　被災地は，平時と異なる災害時の医療体制をとる必要があり，各自治体も災害時に特有な体制をつくり，平時から連携をはかることが必要である。災害時における被災自治体の医療体制として，都道府県および被災市町村には，災害対策本部がそれぞれ設置される。このなかに保健医療に関する部署がおかれ，保健および医療に関する支援の情報収集と調整を行う（▶図4-5）。

　災害時には保健医療機関が破綻し，多数の傷病者が発生し，地域内で受け入れる患者数と保健医療ケアが平常時を上まわる。そして支援のために，被災地外から救護や救援のためのさまざまな組織が被災地に入り，支援組

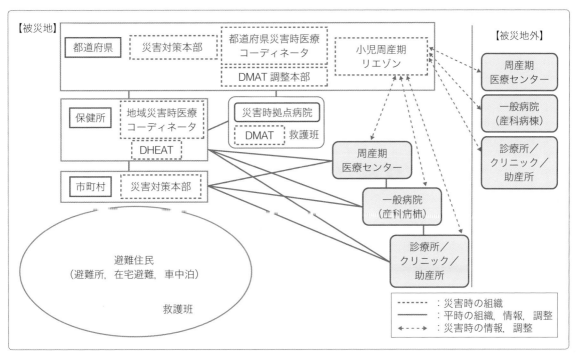

▶図4-5　災害時の母子に関する保健医療施設の情報の流れ

織の調整などのため，都道府県および市町村などに災害時医療コーディネーターが配置される。また，災害急性期における医療情報収集および調整，医療活動，傷病者搬送などを目的としてDMATが災害対策本部および災害拠点病院に派遣される。保健所へは，増大する被災市町村の保健衛生行政のマネジメント業務を支援するために災害時健康危機管理支援チームdisaster health emergency assistance team（DHEAT）が派遣される。

　母子においては，2016（平成28）年より小児周産期リエゾンの配置が進められている。小児周産期リエゾンは，都道府県が小児・周産期医療にかかわる保健医療活動の総合調整を適切かつ円滑に行えるよう，被災都道府県の保健医療調整本部において，被災地の保健医療ニーズの把握，保健医療活動チームの派遣調整などにかかわる助言および支援を行う都道府県災害医療コーディネーターをサポートすることを目的[9]に配置される都道府県により任命された者である。災害時に医療に関する情報は広域災害・救急医療情報システム Emergency Medical Information System（EMIS）で収集される。都道府県，市町村，保健所，災害拠点病院などにシステムが平時から設置され，DMATが主となり調整しながら情報収集と発信を行う。

　災害時に設置される各組織は，地域での防災訓練などに参加し，行動の連携を確認している。平時から市町村のwebページなどで，保健・医療の連携に関する情報を提供しているところもある。それをみると，各都道府県や市町村が積極的に連携を促しているところもあるが，まだ途上のところもあることがわかる。すでに市町村が地域での防災訓練を実施していれば，積極的に参加し，それぞれの担当者と会うなど連携をはかる。また，災害時には，都道府県により多少の違いはあるが，おおよそ前記のように母子に関する保健・医療ケアの情報収集・提供，支援調整が行われるため，情報を提供し，支援を依頼できるように備えておく。しかし，最も重要なのは，自身の病院や施設が立地する地域の市町村・保健所・各施設との情報交換などを平時から行っていくことである。すでにある保健所との情報交換会や，地域の病院での定例会議のなかで，災害時の母子対応に関して検討する時間をつくるなどの工夫も1つである。それぞれの状況に合わせ，定期的に現状の情報交換や課題の検討会を行うことが必要である。

2 妊産婦・母子・女性への災害に対する教育

　災害の備えに関する基本的な考え方に，自助・共助・公助の3つがある。
　①自助　災害が発生したときに，まず自分自身の安全をまもることである。このなかには家族も含まれる。
　②共助　地域やコミュニティといった周囲の人たちが，協力してたすけ合うことである。
　③公助　県および市町村や，消防・警察・自衛隊といった公的機関による救助・援助である。

▶表4-3　妊産褥婦への災害への備えに関する項目

項目		妊娠期	産褥期
避難時に持ち出すもの	経過のわかるもの	母子健康手帳	
	連絡先	夫や実家，知人など	
	非常持ち出し	一般の非常持ち出し	
		【加えるもの】生理用ナプキン	【加えるもの】生理用ナプキン，新生児用の必要物品(おむつ，ミルク，哺乳びん，哺乳びんの消毒道具，1組程度の衣類，タオルなど)
避難場所と避難所の確認		自宅周辺の避難場所と避難所の確認	
避難後生活する場所		避難が1週間程度をこえて，長期となる場合の避難先・予測がつく災害の場合は，被害にあう前に事前に親戚，知人宅に避難することも検討する(分散避難)。	

　阪神・淡路大震災の経験から，公助に限界があるといわれ，自助が必要であるとされている[10]。この3つが適切に実行されることにより，被害を最小限にとどめることができる。

　妊娠・出産・育児は，平時でも女性にとって大きなできごとであり，慣れないなかで個々が妊娠・出産の過程で必要な知識を得ながら適応している。ここに災害がおきると，妊産褥婦の負担やストレスが増すのは容易に想像がつく。よって，妊産婦が被災しても健康を維持できるよう，災害への備えに関する意識づけが重要である。

　妊婦には，妊娠期と産褥期に分けて備えておくように伝えるとよい(▶表4-3)。

　●妊娠期　妊娠期では，妊婦健診や助産師外来時の妊婦指導，母親学級などの機会に実施する。次のようなことを伝える。
・母子健康手帳の携帯
・夫やその他の家族の連絡先
・通院している産科医院の連絡先を携帯すること
・避難時に持って逃げる物品をリュックなどに入れておくこと
・物品に生理用ナプキンを加えておくこと
・自宅付近の避難場所を確認しておくこと
・避難生活が長期になったときに，避難所に滞在することをできるだけ避けて，実家や知人宅などに避難して生活すること(分散避難)を，夫やパートナーなどとともに検討すること

　●産褥期　産褥期では，褥婦の退院指導時や1か月健診時などに行う。内容は，妊娠期とおおよそは同じであるが，避難物品には新生児用など乳児に関する物品を加える。非常持ち出し物品などに関してはすでにあるマニュアル[11]などを活用してもよい。また，このような情報を，病棟や外来に掲示物で示すことも1つの案である。

　避難所での生活は，市町村が指定する場所は学校の体育館や公民館が多く，1週間程度の滞在を想定して指定される。避難所は集団での生活とな

り，過酷なものとなる．妊産婦は，妊娠・産褥を通して心身が変化しており，この生活に適応しようと努めている最中であり，ここに避難所での集団生活や車中泊などが加わると，心身に大きなストレスとなる．一般の避難所ではなく，妊婦や乳児をもつ母親は災害時要支援者として，福祉避難所で生活することも可能である．しかし，避難所であることにかわりなく，気づかいや不便な生活になることが予測される．よって，分散避難などを，災害発生前に検討することを提案することも重要である．

●引用文献

1) 永田高志・五十嵐仁：医学教育における危機管理の向上及び米国の原子力災害対応を ICS から考える．保健医療科学 68(2,)：81–88，2019．
2) 中央防災会議：首都直下地震の被害想定と対策について（最終報告）平成 25 年 12 月 中央防災会議 首都直下地震対策検討ワーキンググループ．P39.2013．
(http://www.bousai.go.jp/jishin/syuto/taisaku_wg/pdf/syuto_wg_report.pdf)．(参照 2021-12-01)
3) 近藤久禎：第 17 回救急・災害医療提供体制等の在り方に関する検討会　資料 3 令和元年台風第 15 号，第 19 号への医療対応．2019．
4) 厚生労働省医政局地域医療計画課長：医政地発 0331 第 3 号 平成 29 年 3 月 31 日疾病・事業及び在宅医療に係る医療体制について．厚生労働省．2017．
(http://search.abbvie-channel.com/cms/news/pdf/2017/05010402.pdf#page=54)
(https://www.mhlw.go.jp/content/10800000/000478156.pdf)
5) 内閣府政策統括官（防災担当）：避難勧告等に関するガイドラインの改定――警戒レベルの運用等について．2019．
(http://www.bousai.go.jp/oukyu/hinankankoku/pdf/guideline_kaitei.pdf)
6) 日本産科婦人科学会：大規模災害対策情報システム入力マニュアル 2019 年 8 月 version．日本産科婦人科学会．2019．
(http://www.jsog.or.jp/modules/disaster/index.php?content_id=1)
7) 福井トシ子編：分娩施設における災害発生時の対応マニュアル作成ガイド．日本看護協会，2013．
(https://www.nurse.or.jp/home/publication/pdf/guideline/saigaitaio_jp.pdf)
8) 菅原純一：周産期医療における災害対応―東日本大震災の経験から―，第 4 回周産期医療体制のあり方に関する検討会 資料 4 平成 28 年 2 月 3 日(水)．厚生労働省．2016．
(https://www.mhlw.go.jp/stf/shingi2/0000111516.html)
(https://www.mhlw.go.jp/file/05-Shingikai-10801000-Iseikyoku-Soumuka/0000111513pdf)
(https://www.mhlw.go.jp/content/10802000/000563880.pdf)
9) 厚生労働省医政局地域医療計画課長：災害時小児周産期リエゾン活動要領【別添 2】．災害医療コーディネーター活動要領」及び「災害時小児周産期リエゾン活動要領」について　医政地発 0208 第 2 号 平成 31 年 2 月 8 日，厚生労働省，3.2019．
10) 三井康壽：自助・共助・公助論．都市住宅学 (72)：38–42．2011．
(https://www.jstage.jst.go.jp/article/uhs/2011/72/2011_38/_pdf)
11) 永瀬智：日本産科婦人科学会の取り組み――大規模災害対策情報システム (PEACE) について．臨床婦人科産科 75(6)：567–572，2021．

●参考文献

・鶴和美穂：東日本大震災における DMAT の活動と今後の周産期医療との連携について，第 4 回周産期医療体制のあり方に関する検討会 資料 4．厚生労働省，28–29.2016．
(https://www.mhlw.go.jp/file/05-Shingikai-10801000-Iseikyoku-Soumuka/0000111518.pdf)
・東京都福祉保健局少子社会対策部家庭支援課(2014)．妊産婦・乳幼児を守る災害対策ガイドライン平成 26 年 3 月改訂．東京都福祉保健局少子社会対策部家庭支援課，2014．
(https://www.fukushihoken.metro.tokyo.lg.jp/kodomo/shussan/nyuyoji/saitai_guideline.files/hyousi.pdf)
・内閣府(防災担当)：災害対策標準化検討会議 報告書平成 26 年 3 月．内閣府(防災担当)．2016．
(http://www.bousai.go.jp/kaigirep/kentokai/kentokaigi/pdf/report.pdf)
・内閣府(防災担当)：福祉避難所の確保・運営 ガイドライン．平成 28 年 4 月．内閣府(防災担当)．2016．
(http://www.bousai.go.jp/taisaku/hinanjo/pdf/1604hinanjo_hukushi_guideline.pdf)

助産管理 ………… 第 **5** 章

場に応じた助産業務管理

A | 周産期棟・混合病棟の管理

　母子に安心・安全な環境を提供し，助産師のはたらきがいなどを満たすためには，産科単科の病棟が望ましい。しかし，分娩数が減少し，医療資源である入院ベッドを有効に活用するため，産科の混合病棟が増えている。

　産科混合病棟の課題として，①他科患者のケアが重なり，産科患者に必要なケアができないなどによりケアの質が担保されない，②新生児への感染の危惧，③助産師が助産以外の業務に携わることが多くなり，モチベーション低下につながりやすいことがある。そのため，日本看護協会では，ユニットマネジメントの導入を推進している（🔖1）。

　周産期棟および混合病棟においては多くの人員が勤務するため，管理・マネジメントは重要になる。また，周産期棟と混合病棟では注意する点が異なることもある。

1 ｜ 看護体制

　看護体制とは，看護単位における看護の提供体制をさし，看護の提供システムと人員配置・勤務形態などを意味する。

1 看護提供システムと看護単位

　看護提供システムや看護単位は，看護の理念や対象者の特性，看護職員の構成などを考慮して選択される。

2 人員配置

　人員配置には組織の要件，個人の要件，社会的な要件が加味される。

●**組織の要件**　組織の理念や方針にのっとった人的資源管理の目標と計画に基づく。たとえば，法的規制の範囲で助産師の数は十分であるという考えの組織ならば，人数さえそろっていればよい。一方で，サービスの質を重視する考えの組織ならば，助産師の人数を増やしたり，それぞれの能力も考慮する必要がある。

●**個人の要件**　生活や仕事などに対する価値観は人それぞれ異なる。産科棟に配置され，仕事に意欲的に取り組んでいた助産師Aが，組織の方針で内科病棟に配置転換となったとしよう。1年後，助産師Aは助産師と

📖 NOTE

1 ユニットマネジメント

　ユニットマネジメントとは，ひと続きになっている病棟の一部を産科専用の「ユニット」として使用したり，廊下を含むひとかたまりの領域を産科だけの区域「ゾーニング」として使用するためのマネジメントをいう。日本看護協会の「産科混合病棟ユニットマネジメント導入の手引き」[1]が参考になる。

して働きたいと産科に異動希望を出したが、かなわなかった。そのため、助産師 A は退職を決意したという例もある。

このように、個人と組織の考え方が大きく乖離していれば、成果を発揮することはむずかしくなる。

● **社会的な要件**　労働基準法や医療法などの法的規制に関するものや、社会意識、労働市場などである。

■業務量に見合った勤務人員の確保

(1) 患者の条件：入院患者数、退院患者数、外来患者数、担送・護送患者数、重症者数、年齢構成など
(2) 看護要員の条件：職種、専門技術、経験年数、健康状態など
(3) 施設・設備の条件：施設の機能・構造、搬送設備、コンピュータによる情報管理、看護用具の設備など
(4) 病棟編成・診療内容：混合科など

■看護職員の人員に関する規定

医療法施行規則第 19 条第 2 項に規定されている。入院患者(新生児を含む)3 人に 1 人、外来患者 30 人に 1 人の割合で看護師および准看護師を配置しなければならない。ただし、産婦人科または産科においては、その適当数を助産師とする必要がある。

■診療報酬の入院基本料における基準

診療報酬は、保険医療機関・保険薬局が保険医療サービスに対する対価として保険者から受け取る報酬をいう。厚生労働大臣の告知により、保険適用となる医療技術・サービスが決められている。入院基本料は、入院医療において寝具類を含む療養環境の提供や、看護師などの確保、医学的管理などの費用を総合的に評価したものであり、医療機関および病棟の機能別により設定されている。入院基本料にかかわる施設基準として、看護職員の配置、看護師比率、平均在院日数、重症度、医療・看護必要度、月平均夜勤時間数などがあり、これらを統合して評価する。なお、入院基本料算定には、入院診療計画や院内感染防止対策、医療安全管理体制、褥瘡対策、栄養管理体制の医療提供体制が、厚生労働大臣の定める一定の基準に適合している必要がある。

■周産期棟の人員配置

急性期一般病棟入院基本料の場合は、入院患者数(直近 1 年間の平均数)に対して、届出区分の比率(7 対 1、10 対 1)を満たす看護職員の配置が必要である。その際の入院患者数には、健康な新生児と正常産の妊婦、保険診療外の患者を含めることとされている。

急性期一般病棟入院基本料の入院料 1(7 対 1)は、平均入院患者数 42 人の場合、次のようになる。

（1）1日に必要な勤務者数：42÷7（配置比率）＝6（人）

（2）1人1日の勤務時間8時間として1日ののべ勤務者数：6×3＝18（人）

（3）月のべ病棟勤務時間数：8（時間）×31（日）×18（人）＝4,464（時間）

（4）看護職員1人の月病棟勤務時間数を136時間として，月4,464時間を提供するため，4,464（時間）÷136（時間）＝32.8（人）≒33（人）

　ただし，入院基本料の算定要件で，夜勤に従事する看護職員の月または4週の平均夜勤時間数は72時間以内であることとされており，平均夜勤時間数も計上する必要がある（□2）。

　周産期に特化した施設基準では，総合周産期特定集中治療室および新生児特定集中治療室管理料は常時3床に1名の看護師，新生児治療回復室は常時6床に1名の看護師の規定があるが，ほかには基準がない。しかし，病院機能にかかわらず，どの病院にも低リスクからハイリスク群の妊産褥婦が入院している。そのため，妊産褥婦のリスクに応じた配置を考える必要がある。

　日本未熟児新生児学会では，「新生児用の診療記録（カルテ）を作成し，母親の看護とは別に，新生児のために適切な看護師・助産師を配置すること」[2]を推奨している。なお，アメリカ小児科学会とアメリカ産婦人科学会のガイドラインでは，健常な新生児6～8名に1名，健常な母子の3～4組に1名と看護師・助産師の人員配置を提言している[3]。

3　勤務形態

　病棟の勤務形態には，3交代制，2交代制，変則2交代制，当直制，待機勤務などがある。

　勤務形態は，勤務予定表などを作成して管理する。勤務予定表とは，前もって次のある一定期間（4週間，1か月間など）における各勤務帯に必要な数の勤務者を配置したものである。看護師長は勤務表を機能的に公平に作成する義務があり，看護業務量の予測や，安全に業務を行うために必要な人数と組み合わせ，日勤夜勤の人数，休日の数，労働時間，スタッフの勤務希望などを考慮して作成する。

　2013（平成25）年に日本看護協会から「看護職の夜勤・交代制勤務に関するガイドライン」が示され，「勤務編成の基準11項目」が提案された（▶表5-1）。地域性や施設の特性などを考慮して，基準にそった勤務予定表を作成する必要がある。作成された勤務予定表は，病院管理者の決裁を受けたあとに職員に提示される。業務命令の意味をもっているので，個人が勝手に変更することはできない。

2　労務管理

　安全で質の高い助産ケアを提供するためには，助産師が健康で，やりがいをもって働きつづけられる環境が求められる。しかし，人員不足に加え長時間勤務，夜勤・交替制勤務などのため，労働環境は厳しい状況にある。

📖 NOTE

2 平均夜勤時間数の計算

　平均夜勤時間数では，月夜勤時間数16時間未満の者と夜勤専従者は算出計算から除外する。短時間正職員については，12時間以上の者は平均夜勤時間算出の計算に含める。

▶表5-1　勤務編成の基準

	項目	基準
基準1	勤務間隔	勤務と勤務の間隔は11時間以上開ける。
基準2	勤務の拘束時間	勤務の拘束時間は13時間以内とする。
基準3	夜勤回数	夜勤回数は，3交代制勤務は月8回以内を基本とし，それ以外の交代勤務は労働時間などに応じた回数とする。
基準4	夜勤の連続回数	夜勤の連続回数は，2連続（2回）までとする。
基準5	連続勤務日数	連続勤務日数は5日以内とする。
基準6	休憩時間	休憩時間は，夜勤の途中で1時間以上，日勤時は労働時間の長さと労働負荷に応じた時間数を確保する。
基準7	夜勤時の仮眠	夜勤の途中で連続した仮眠時間を設定する。
基準8	夜勤後の休息（休日を含む）	夜勤後の休息について，2回連続夜勤後にはおおむね48時間以上を確保する。1回の夜勤後についてもおおむね24時間以上を確保することが望ましい。
基準9	週末の連続休日	少なくとも1か月に1回は土曜・日曜ともに前後に夜勤のない休日をつくる。
基準10	交代の方向	交代の方向は正循環の交代周期とする。
基準11	早出の始業時刻	夜勤・交代制勤務者の早出の始業時刻は7時より前を避ける。

（日本看護協会：看護職の夜勤・交代制勤務に関するガイドライン．2013による，一部改変）

▶表5-2　労務管理の基礎知識

労働基準法	労働者の働く条件を規定した法律であり，雇用区分にかかわらず全労働者に適用される最低労働条件が示されている。
労働協約	会社と労働組合が，労働条件などについて合意した約束事をまとめたものである。
就業規則	会社が労働条件，および服務規律を統一的に管理するために作成した規則であり，10名以上の会社には作成義務がある。
労働契約	労働者が使用者に対し労働力を提供し，使用者はその対価として賃金を支払う契約をいう。

　労務管理にあたり，法および労働協約は，管理監督者にとって必須の基本的知識である（▶表5-2）。

1 労働基準法

　労働基準法とは，個々の労働者と使用者との間の労働契約や労働条件を定めた法律である。労働者が健康な生活を営むための最低基準を規定したものである。

■労働時間・休憩時間・休日

　●労働時間　労働時間とは，始業から終業までの時間のうち，使用者の指揮・監督のもとで労働に従事する時間をいう。労働基準法では，1日8時間，1週間40時間以下と定められており，これをこえる時間を労働させる場合は時間外労働となる。しかし，業種によっては，この法定労働時間では業務が遂行できない場合がある。このような場合には，2交代制勤務などの変形労働時間制が採用される。

●**休憩時間**　休憩時間とは，労働者が勤務時間の途中において一切の労働から離れ，自由が保障されている時間をいう。労働基準法で規定された休憩時間は，3種類ある。

(1) 1日の労働時間が6時間以下の場合には，休憩時間を与えなくてもよい。
(2) 1日の労働時間が6時間をこえて8時間以下の場合には，45分以上の休憩時間を与えることが必要である。
(3) 1日の労働時間が8時間をこえる場合は，1時間以上の休憩を与えることが必要である。

職員の労働能率や疲労度を勘案して，適切な休憩時間を設定することが大切である。

●**休日**　休日とは，労働する義務がない日をいう。少なくとも1週間に1日(または4週間に4日)の休日を与えなければならない。ただし，4週間を通じ4日以上の休日がある場合は，この限りではないとしている。

■年次有給休暇

年次有給休暇は，労働者の申請によって通常の労働日における労働の義務が免除される制度をいう。正職員であれば，入職時から6か月経過後に10日分の年次有給休暇が発生し，その後1年経過ごとに1日または2日が加算されることになり，最大で20日分の年次有給休暇が発生する。これには2年の時効がある。

年次有給休暇の取得は原則1日単位であるが，会社と労働者の労使協定によって，時間単位や半日単位での有給休暇の付与も認められている。また，働き方改革を推進するための関係法律の整備に関する法律(働き方改革関連法)の施行に伴い，2019(平成31)年4月から，年10日以上の年次有給休暇が付与されている従業員について，5日以上の有給休暇を確実に与えることが義務づけられている。

② 子育てと仕事との両立支援措置

■妊産婦の就業制限

妊娠した女性から軽易な業務につきたいと申し出があった場合には，使用者は配置がえをする義務がある(労働基準法第65条第3項)。また，妊産婦が請求した場合，使用者は，変形労働時間制の適用から除外する必要があり，時間外労働，休日労働，夜勤業をさせてはならない(労働基準法第66条)。

そのほか，女性労働者が定期的に健康診査などを受診する際は，必要な時間を確保しなければならない(雇用の分野における男女の均等な機会及び待遇の確保等に関する法律第12条)。また，健康診査や保健指導を受け，「母性健康管理指導事項連絡カード」に記載されている医師や助産師から指導を受けた場合，事業主は同カードの記載内容などに従って必要な措置を講じなければならない。

産前産後の休業を女性が請求した場合には，産前6週間(多胎妊娠の場合は14週間)，産後は原則として8週間，就業させることはできない(労働基準法第65条第1項)(P.52，🔖20)。ただし，産後6週間を経過後に，本人が請求し，医師により認められた業務については就業させることができる(同条第2項)。

■育児中に対する措置

1歳に満たない子を養育する労働者は，申し出ることにより，子が1歳に達するまでの間，育児休業をすることができる(育児休業，介護休業等育児又は家族介護を行う労働者の福祉に関する法律第5条)。子が保育所に入所できないなど一定の要件を満たす場合は，2歳まで再延長できる。

生後満1年に達しない子を育てる女性は，1日2回，各々少なくとも30分の育児時間を請求することができる(労働基準法第67条)。

事業主は，3歳未満の子を養育する従業員について，希望があれば短時間勤務制度を設けなければならない(育児休業，介護休業等育児又は家族介護を行う労働者の福祉に関する法律第23条)。

■女性労働者に関する措置

夜勤や当直がもたらす身体への負担は大きい。夜勤を行う女性労働者の就業環境などの整備について，指針として「深夜業に従事する女性労働者の就業環境等の整備に関する指針」(平成10年3月13日労働省告示第21号)で事業主が講ずべき措置を定めている。この指針では，①通勤，業務遂行の際における安全確保，②子の養育または家族の介護などの事情に関する配慮，③仮眠室，休養室などの整備，④健康診断など，について規定されている。

生理日の就業が著しく困難な女性が休暇を申請した際には，生理日に就業させてはならないことが定められている(労働基準法第68条)。

■職場のハラスメント

職場のパワーハラスメントやセクシュアルハラスメントなどのさまざまなハラスメントは，働く人の能力を十分に発揮することの妨げになる。これらは，個人としての尊厳や人格を不当に傷つけるなどの人権にかかわる許されない行為である(🔖3)。また，職場にとっても，秩序の乱れや業務に支障が生じ，貴重な人材の損失につながり，社会的評価にも悪影響を与えかねない問題となる。2019(令和元)年に女性の職業生活における活躍の推進に関する法律等の一部を改正する法律が成立し，これにより労働施策の総合的な推進並びに労働者の雇用の安定及び職業生活の充実等に関する法律(労働施策総合推進法)が改正され，職場におけるパワーハラスメント防止対策が事業主に義務づけられた。

あわせて，雇用の分野における男女の均等な機会及び待遇の確保等に関する法律(男女雇用機会均等法)および育児休業，介護休業等育児又は家族

> 📖 **NOTE**
>
> **3 職場のパワーハラスメント**
>
> 職場のパワーハラスメントとは，職場において行われる①優越的な関係を背景とした言動であって，②業務上必要かつ相当な範囲をこえたものにより，③労働者の就業環境が害されるものであり，①から③までの3つの要素をすべて満たすものをいう。

介護を行う労働者の福祉に関する法律（育児・介護休業法）においても，セクシュアルハラスメントや妊娠・出産・育児休業などに関するハラスメントにかかわる規定が一部改正された。いままでの職場でのハラスメント防止対策の措置に加えて，相談したことなどを理由とする不利益取り扱いの禁止や，国，事業主および労働者の責務が明確化されるなど，防止対策の強化がはかられている。

3 安全衛生および健康管理

■労働安全衛生法

労働安全衛生法とは，労働災害の防止のための危害防止基準の確立や，責任体制の明確化および自主的活動の促進の措置を講じることにより，労働者の安全と健康を確保し，快適な職場環境の形成を促進させることを目的としている。事業者は労働者に対し，1年以内ごとに1回，定期に健康診断を実施する必要がある。ただし，夜勤のある看護師などは，6か月ごとに1回実施しなければならない。

■業務上の危険因子

❶感染の危険を伴う病原体への曝露

血液媒介性感染症を引きおこすおもなウイルスには，B型肝炎ウイルス（HBV）や，C型肝炎ウイルス（HCV），ヒト免疫不全ウイルス（HIV）などがある。産科は血液・体液曝露の可能性が高いため注意が必要である。

助産師は，病原微生物への曝露の可能性や，自分自身が感染症を伝播させる可能性が高い。したがって，有効なワクチンが存在し，かつリスクの高い感染症においては，ワクチン接種を推奨する。

❷労働形態や作業に伴う危険

●腰痛　産婦の産痛緩和の際の腰部マッサージや，乳房ケア時に伴う無理な姿勢などは身体への負担が大きく，腰痛発症の原因となる（□4）。

●夜勤・交代制勤務の負担　勤務が不規則で深夜労働を伴うと，心身や社会生活に大きな負担がかかる。睡眠の質が低下したり，疲労が十分に回復した気がしない，などがおこる。夜勤・交代制勤務によるサーカディアンリズムの乱れは，女性の月経周期の乱れをまねく要因ともなる。睡眠パターンが変調し，循環器への負担が生じることで高血圧や心疾患などのリスクが高まることに加え，ホルモンバランスの乱れにより，糖尿病発症の可能性も指摘されている。

夜勤中は眠けが繰りかえしおこり，パフォーマンスも低下しやすい。日勤のみの勤務者に比べて3交代制勤務者では，睡眠不足による医療事故や通勤中の事故のリスクが高くなることが明らかになっている。

❸メンタルヘルス

厚生労働省は2000（平成12）年に「事業場における心の健康づくりのための指針」を公表し，メンタルヘルス対策の「4つのケア」を推進することを事業者に求めている（□5）。

📖 NOTE

4 腰痛予防
厚生労働省は，「職場における腰痛予防対策指針」において，福祉・医療分野などにおける看護・介護作業を対象とした，腰の負担の少ない介助方法などを示している。

5 4つのケア
4つのケアは，「セルフケア」「ラインによるケア」「事業場内産業保健スタッフ等によるケア」「事業場外資源によるケア」である。これらの4つのケアが継続的かつ計画的に行われることが重要である。

　2015(平成 27)年には，常時使用する労働者に対して事業者は，医師・保健師などによる心理的な負担の程度を把握するための検査(ストレスチェック)を実施することが義務となった。

❹医療機関での暴力行為

　わが国においても看護職が暴力行為の被害を受けている実態が報告されている。2003(平成 15)年の日本看護協会の調査[4]では，看護職が被害者となる暴力行為の加害者は，「患者・ケア対象者」が最も多い。その内容は身体的暴力やセクシュアルハラスメント，言葉の暴力である。産科においては，パートナー(夫)らによる暴言や暴力行為などがある。

3 ● 診療情報の提示と開示

　妊産褥期は，10 か月以上にわたる長い期間となる。そのため，女性は自分の考えや希望にそった出産施設を選びたいと思う。そのため病院などの施設は，女性が出産施設を選択するための基本的な情報や治療方針などを，あらかじめ公表しておく必要がある(🔖6)。

　周産期の診療現場では，医療行為の妥当性や胎児診断，人工授精，妊娠中絶，インフォームドコンセント，宗教の教義に基づく治療制限・拒否，子どもの権利の擁護などといった多岐にわたる倫理的課題が生じる。これらの課題への方針・対応を決定しておく必要があり，リーフレットやホームページなどを活用して，これらの内容を女性やその家族に周知しておくことが望ましい(🔖7)。

　妊娠中の情報は個人的な内容が多いため，記載する場合には，妊婦から承諾を得ることが望ましい。また，記録は事実であること，わかりやすいこと，誰が見ても同様に解釈できることが必要である。

　情報開示は，妊産婦が診療情報の開示の求めに応じて行うことを原則とする。開示方法は，施設内で取り決め，その方法を患者に周知する必要がある。

　診療にかかわる情報を提供するにあたっては，つぎの指針や法の規定などを参考に行うとよい。

1 診療情報の提供等に関する指針

■指針の目的

　厚生労働省が 2003(平成 15)年に示したものである。医療従事者が診療情報を積極的に提供することにより，患者などが疾病と診療内容を十分理解し，医療従事者と患者などが共同して疾病を克服するなど，よりよい信頼関係を構築することを目的とした指針である。

■診療情報の定義

　診療情報とは診療の過程で，患者の身体状況や病状，治療などについて，医療従事者が知り得た情報をいう。診療記録とは，診療録や処方箋，手術

📖 NOTE

6 出産費用の見える化
　厚生労働省は，妊婦が費用やサービスをふまえて適切に医療機関などを選択できる環境を整備するため2024(令和 6)年 4 月から医療機関ごとの出産費用の状況のみならず，その医療機関の特色やサービスの内容などを「見える化ウェブサイト」で公表を開始する予定である。

7 バースプランの活用
　産婦の自己決定の支援や出産への不本意な医療介入の回避という点においては，バースプランの活用が有効である。

記録，看護記録，検査所見記録，X線写真，紹介状，退院した患者にかかわる入院期間中の診療経過の要約をいう。また，その他の診療の過程で，患者の身体状況，病状，治療などについて作成，記録または保存された書類，画像の記録をいう。

■診療情報の提供

診療情報の提供は，①口頭による説明，②説明文書の交付，③診療記録の開示など具体的な状況に即した適切な方法により行う必要がある。

2 看護記録に関する指針

日本看護協会が2018年に示したものである。

■指針の目的

あらゆる場で看護実践を行うすべての看護職に対して，看護記録のあり方および看護記録の取り扱いについて示すことを目的とした指針である。

■「看護職の倫理綱領」と「看護業務基準2016年改訂版」に基づいた看護記録のあり方および看護記録の取り扱い

看護職は，個人的な情報を得る際には，その情報の利用目的について説明し，職務上知り得た情報について守秘義務を遵守する。診療録や看護記録など，個人情報の取り扱いには細心の注意をはらい，情報の漏出を防止するための対策を講じる。看護記録は，看護実践の継続性と一貫性の担保，評価および質の向上のため，客観的で，どのような看護の場においても情報共有しやすいかたちとする。

■看護記録の開示

看護記録は，診療記録の1つに位置づけられている。看護記録には個人が識別されるデータが含まれており，開示を求められた場合には，これに応じなければならない。

3 助産録

分娩を取り扱った助産師の助産録記載義務は，保健師助産師看護師法第42条で定められており，その内容については，保健師助産師看護師法施行規則第34条に規定されている。

「助産業務ガイドライン2019」では，「保健師助産師看護師法」で定められている助産録の内容に加え，場面に応じた記録を次のように示している。

(1) 妊婦健診時の記録：保健指導と妊婦の反応，助産ケアに関する希望を記録する。

(2) 分娩時の記録：入院前からの産婦とのやりとりを記録する。分娩経過中，原則としてすべての情報を産婦と共有し，記録する。分娩にかか

わった医療者は，誰が，いつ，どのように判断し，なにをしたのかを記録する。
(3) 産褥期の記録：褥婦とその家族の反応を記録する。
(4) 新生児期の記録

4　継続的な援助システム

周産期のケアは，妊娠期・分娩期・産褥期，新生児期の各期が継続して行われる。そのため継続的なシステムが重要である。

1　医師や助産師の継続ケア

妊娠・分娩にわたる継続的ケアは分娩期の医療介入が減少し，反対に自然分娩やケアが多くなるという報告がある[5]。継続的なケアの利点には，次のようなことが考えられる。

・同一の医師または助産師に継続的なケアを受けた妊産褥婦は，妊娠から産後を通しての満足度が高くなる。そのため，再び同じケアを受けることを希望する。
・継続ケアを受けた妊産褥婦は，医療者と意思の疎通がはかりやすくなり，説明に対する理解度が高くなる。
・顔見知りの助産師にケアを受けた妊産褥婦のほうが，自分で陣痛をコントロールできたと感じ，出産体験への評価が高くなる。

継続的なケアを提供するためには，妊娠中からプライマリケアや外来・病棟の一元化をし，院内助産・助産師外来を設置することが望ましい。

2　母乳育児の推進

母乳育児を推進するには，妊娠期からの継続ケアと出生後早期に授乳することが重要である。母乳育児にとって「母乳育児を成功させるための10のステップ」が大切である(▶表5-3)。近年，育児環境や女性の就業状況の変化，母子保健施策の充実など，授乳および離乳を取り巻く社会環境などの変化がみられ，厚生労働省は2019(令和元)年に「授乳・離乳の支援ガイド」を改定している。

3　妊娠から出産，子育て期までの切れ目ない支援

■児童虐待予防

わが国の児童虐待への対応数は増加しており，深刻な問題になっている。児童虐待の発生予防には，妊娠届時などの妊娠期からかかわることが重要である。妊娠期から子育て期まで切れ目なく支えるため，国は法律の制定・改正を行い，全国の自治体に子育て世代包括支援センターが設置されている。医療機関やその他の機関・専門職が一丸となって，妊娠から子育て期の家族を支えるしくみが整備されつつある。医療機関においても，産科のみだけではなく小児科を含めたさまざまな科で対応することが重要で

▶表5-3　母乳育児成功のための10のステップ（2018年改訂，仮訳）

【重要な管理方法】
1a. 母乳代替品のマーケティングに関する国際規約及び関連する世界保健総会の決議を確実に遵守する。
1b. 定期的にスタッフや両親に伝達するため，乳児の授乳に関する方針を文書にする。
1c. 継続的なモニタリングとデータマネジメントのためのシステムを構築する。
2. スタッフが母乳育児を支援するための十分な知識，能力と技術を持っていることを担保する。

【臨床における主要な実践】
3. 妊婦やその家族と母乳育児の重要性や実践方法について話し合う。
4. 出産後できるだけすぐに，直接かつ妨げられない肌と肌の触れ合いができるようにし，母乳育児を始められるよう母親を支援する。
5. 母乳育児の開始と継続，そしてよくある困難に対処できるように母親を支援する。
6. 新生児に対して，医療目的の場合を除いて，母乳以外には食べ物や液体を与えてはいけない。
7. 母親と乳児が一緒にいられ，24時間同室で過ごすことができるようにする。
8. 母親が乳児の授乳に関する合図を認識し，応答出来るよう母親を支援する。
9. 母親に哺乳瓶やその乳首，おしゃぶりの利用やリスクについて助言すること。
10. 両親と乳児が，継続的な支援やケアをタイムリーに受けることができるよう，退院時に調整すること。

（「授乳・離乳の支援ガイド」改定に関する研究会：授乳・離乳の支援ガイド．p.49, 2019による）

ある。

■うつ病予防

　妊産婦のうつ病は，妊娠や出産に関連した身体疾患より頻度が高く，自殺の頻度も産科異常による母体死亡を上まわっている[6]ことなどが明らかになっている。妊産婦のメンタルヘルスの現状をふまえ，日本産婦人科医会では「妊産婦メンタルヘルスケアマニュアル」[7]を作成している。

　育児支援の対象となる妊産婦（🕮8）が，精神科医療機関へアクセスすることは容易ではない。産科や小児科の医師，地域保健福祉関連の行政スタッフ，心理士や精神科の医師および助産師を含む看護職など多くの職種がかかわる必要がある。その際は，多領域の職種で共有できるツール（🕮9）を用いて，連携・支援することが望ましい。

4　産後ケア事業

　産後ケア事業は，母子保健法第17条の2に基づき行われる。分娩施設の退院後から一定の期間，病院や対象者の居宅において，助産師などの看護職が中心となり，すこやかな育児ができるよう継続的な支援が行われている。具体的には，①母親の身体的な回復のための支援や授乳の指導および乳房のケア，②母親の話を傾聴するなどの心理的支援，③新生児および乳児の状況に応じた具体的な育児指導，④家族などの身近な支援者との関係調整，⑤地域で育児をしていくうえで必要な社会的資源の紹介，などである[8]。

📖 NOTE

8 支援の対象となる妊産婦の状況

1. 望まない妊娠であったり，夫や実母などから情緒的なサポートがない，精神科既往歴があるなど，出産前から育児環境の不全が想定される。
2. うつなどの精神症状がみられる。
3. 子どもに対して怒りなどの否定的な感情をいだき，不適切な育児態度や行動が危惧される。

9 共通ツール

　共通のツールとして次のものなどが使用される
・質問票Ⅰ　育児支援チェックリスト
・質問票Ⅱ　エジンバラ産後うつ病質問票（EPDS）
・質問票Ⅲ　赤ちゃんへの気持ち質問票

5 ● 快適な出産環境のための産科棟・外来のアメニティ

　病院のアメニティ（🔖10）は，病院経営の戦略の１つとして医療設備の充実だけではなく，ほかの施設との差別化として取り組まれている。とくに産科は一生に数回の出産を楽しく，快適な環境で思い出深いものにしてもらいたいという考えから，豪華な部屋や食事，おみやげ，日用品などの提供に熱心な施設もある。

　出産を取り巻く環境を快適にするにはなにが必要だろうか。

　産科は女性の生殖器を扱うデリケートな診療科である。また，女性の心理・社会的な背景を，注意深く聞きとる必要のある診療科である。そのため，妊産婦が安心し，リラックスできる環境やプライバシーの確保が必須となる。混合病棟の場合は，産科以外の診療科の患者の特性を鑑み，十分な配慮が必要である。

　「健やか親子21」では，基本的な視点をふまえて，21世紀に取り組むべき４つの主要な取り組み課題を設けた。その課題２に「妊娠・出産に関する安全性と快適さの確保と不妊への支援」の取り組み方策の例が提示されている。そこには，①妊娠・出産に関する快適さについて助産師などによる妊娠中および産後のきめこまやかなケアの必要性，②満足度が高い主体的な出産，③母乳育児推進のための体制づくり，④分娩のQOLの向上，⑤産科医・助産師などの産科医療を担う人材確保，などが掲げられている。

　そして，快適で安全な満足度の高い妊娠出産のために推奨される適切な医療処置やケアを提示するため「科学的根拠に基づく快適で安全な妊娠出産のためのガイドライン」が作成されている[5]。

1 分娩期の医療者以外の付き添い

　医療者以外のパートナー（夫）などの付き添いや立ち会いがあった分娩では，体位や産痛緩和，早期接触・授乳などのケアが多く提供され，鎮痛薬の使用などの医療介入が少ない傾向にある。また，産婦をひとりにしないことにより満足度が上がるため，夫や家族の立ち会い分娩を受け入れる環境を整える必要がある。

2 助産師のケア

　陣痛室で助産師が十分そばにいて安心した産婦は，分娩時のケアの満足度が高いため，可能な限り産婦のそばにいることが望ましい。しかし，実際には助産師は複数の産婦を受け持っていることが多いため，頻回に産婦の顔を見に行くこと，産婦がひとりにされた感じをいだかないように顔を見て声をかけるなどの対応が必要である。また，助産師はいつでも医師に連絡・報告できる体制を準備しておくことが重要である。

📖 NOTE

10 アメニティ

　アメニティという用語は，もともと都市計画において使われており，住み心地のよさ，居住性（のよさ）をあらわす概念であり，一般的には快適性をさす。

3　妊産褥婦とのコミュニケーション

　妊産褥婦の満足度を高めるためには，医療職者は妊産褥婦を尊重し，妊産褥婦が安心できるような思いやりのある態度，個別性を配慮した態度で接する必要がある。具体的には，出産の方針や健診・出産費用について説明するときなどに，妊産褥婦の顔を見て話し，質問がしやすい雰囲気を心がける。また，妊娠・分娩経過の説明を行う場合や，医療的処置・ケアについてのインフォームドコンセントを得る場合は，専門用語を使用せずに，相手の理解度を確認しながら行うようにする。

　また，処置やケアなどを自己決定できるように十分な情報を提供し，妊産褥婦が自己決定したことを支援する。さらに，妊産褥婦のみならず，家族への説明・配慮も心がける。よって，助産師には高いコミュニケーションスキルが求められている。

　2013(平成25)年に，『「健やか親子21」の最終評価報告書』が公表され，妊娠・出産に関する快適さの確保で満足している内容は，「病産院のスタッフの対応」「病産院の設備」「夫の援助などの家庭環境」「妊娠・出産・育児についての不安への対応」「母親(両親)学級」「職場の理解や対応」であった。

　一方，満足していない項目は，「出産した後，出産体験を助産師等とともに振り返ることができた」「産後，退院してからの1か月程度，助産師や保健師等からの指導・ケアは十分に受けることができた」「妊娠中，周囲の人はタバコを吸わないようにしてくれた」であった。

　妊娠・出産への満足度は，設備などのハード面だけではなく，妊産婦と家族と支援者の関係性が重要である。今後，バースレビューの充実や産後支援，受動喫煙への配慮に対するさらなる取り組みが求められている。

●引用文献

1) 公益社団法人日本看護協会：産科混合病棟ユニットマネジメント導入の手引き．
(https://www.nurse.or.jp/home/publication/pdf/guideline/sankakongo.pdf)
2) 日本未熟児新生児学会　医療提供体制検討委員会：正期産新生児の望ましい診療・ケア．日本未熟児新生児学会雑誌 24(3)：420.2012.
3) American College of Obstetricians and Gynecologists Staff et al:Guideline for Perinatal Care,6th ed.p.127.*American Academy of Pediatrics*,2008.
4) 公益社団法人日本看護協会：保健医療分野における職場の暴力に関する実態調査．日本看護協会出版会，2004.
(https://www.nurse.or.jp/home/publication/seisaku/pdf/71.pdf)
5) 厚生労働科学研究妊娠出産ガイドライン研究班：科学的根拠に基づく快適で安全な妊娠出産のためのガイドライン2013年版．金原出版，2014.
6) 竹田省：妊産婦死亡"ゼロ"への挑戦，日産婦誌 68(9)：1815-1822，2016.
7) 公益社団法人日本産婦人科医会：妊産婦メンタルヘルスケアマニュアル──産後ケアへの切れ目のない支援に向けて．2017.
(http://www.jaog.or.jp/wp/wp-content/uploads/2017/11/jaogmental_L.pdf)
8) 産前・産後サポート事業ガイドライン／産後ケア事業ガイドライン(令和2年8月).
(https://www.mhlw.go.jp/content/000658063.pdf)

●参考文献

・相澤好治監：医療機関での産業保健の手引き．藤原出版新社，2006.
・北島博之：産科病棟の混合化に関する実態からみた正常新生児病棟における MRSA 感染の危惧．助産雑誌 59(8)：736-744,2005.

・厚生労働省：健やか親子 21 最終評価報告書．2013.
・齋藤いずみ：データから見た産科混合病棟――他科の患者の死亡時看護および分娩時の看護の重複．助産雑誌 72(4)：253-258,2018.
・福井トシ子編：新版助産師業務要覧第 3 版，Ⅲ アドバンス編．日本看護協会出版会，2019.
・福井トシ子編：新版助産師業務要覧第 3 版，Ⅱ 実践編．日本看護協会出版会，2019.

B 院内助産・院内助産院の管理

1 院内助産システムの定義

　病院などの医療機関において，おもに助産師が中心となって妊娠期から分娩・産褥期までを担当するシステムが推進されている。しかし，その表現や役割には各施設で若干の違いがあり，定義をする必要に迫られた。

　以下は2018（平成30）年に日本看護協会の「院内助産・助産師外来ガイドライン2018」で示された定義と解説である（📖1）。

> ●院内助産とは
>
> 　緊急時の対応が可能な医療機関において，助産師が妊産褥婦とその家族の意向を尊重しながら，妊娠から産褥1か月頃まで，正常・異常の判断を行い，助産ケアを提供する体制をいう。
>
> 　旧ガイドラインでは，院内助産を「分娩を目的に入院する産婦及び産後の母子に対して，助産師が中心となってケア提供を行う方法・体制をいう。殊に，ローリスクの分娩介助は助産師によって行われる」と定義している。また，注釈として，「厚生労働省の事業で使用している"院内助産所"も"院内助産"と同義であり，この場合の"院内助産所"は，医療法でいう"助産所"ではない。」としている。

　ここではおもに病院で行われている院内助産システムを院内助産院として解説していく。

2 院内助産院の業務管理

　周産期医療を担う産科医や助産師などには，妊婦とその家族が安全で安心に快適なケアを受けられる体制を協働して整備することが求められる。その一環として2004（平成16）年より日本看護協会では，助産師が自立・自律して助産ケアを行う体制として，院内助産システム，すなわち助産師外来や院内助産の普及を推進してきた。また2008（平成20）年より，厚生労働省は「院内助産所・助産師外来施設整備事業」を展開してきた。

　正常な経過をたどっている妊婦へのケアは，助産師としての本来の役割である。「正常分娩は助産師で」との考えのもと，自立・自律へのニーズ

NOTE

1 助産ケア中心の妊娠・出産支援システム

　類似する用語として「産婦人科診療ガイドライン——産科編2020」では「予め当該病（医）院常勤医師との間で策定されたルールに基づき，助産師が医師の同席・立会なしに妊娠・分娩管理ができる体制，かつ必要に応じて速やかに医師との協働ケア（医師主導）に切り替えられる体制」とされている。

の高まりと，妊婦とその家族がもつ自然分娩に対する要望をかなえるシステムとして，各地に院内助産院が開設・運営されている。

　ここでは，院内助産院の業務管理について，妊娠期から分娩期，産褥・新生児期にいたるまでの一連の過程を述べる。

1　妊娠期

　医師から妊娠が診断されると，妊娠 16 週から妊婦健診が始まる。この妊娠 16 週までの期間は，正常妊娠の確認や胎児超音波スクリーニングが実施され，以後それぞれの施設の院内助産院管理規定に合致する妊婦に対し，説明と同意を得たのち，助産師による妊婦健診(助産師外来)が開始される。

　助産師外来を始める週数については，各施設で医師と助産師が十分に話し合い，合意を得る必要がある。また院内助産院での妊娠・分娩管理を希望する妊婦には，同意書の記入を求める施設もある。

　妊婦健診は，法律で定められた通りに実施し，さらに医師との併診が必要な週数を設定している施設もある(▶表 5-4)。

▶表 5-4　妊婦健診・保健指導の例

時期	週数	○医師診察 ★助産師外来	保健指導
中期	23	―	□生活指導
	24	★ ○ 採血	□マイナートラブルに応じた保健指導
	25	―	□異常の早期発見について
	26	★	□乳房チェックと母乳育児の説明
	27	―	―
	28	★	□生活指導
	29	―	□マイナートラブルに応じた保健指導
	30	★ ○ 超音波スクリーニング	□異常の早期発見について
	31	―	―
	32	★	□入院準備・ベビー用品の確認
	33	―	□出産前後の生活設計について
	34	★	□生活指導
	35	★GBS 採取 ○採血・超音波	□マイナートラブルに応じた保健指導
後期	36	★	□乳房ケアの方法について
	37	★	□母子同室の説明
	38	★	□分娩に向けたからだづくり
	39	★	―
予定日超過	40	★	□NST
	41	○	□経過観察・管理入院日決定

2 分娩期

■陣痛発来時

陣痛発来時は院内助産院のスタッフが電話対応し，来院の必要性を判断する。来院して，いったん帰宅させる場合は，胎児心拍数陣痛図モニターで胎児の健康状態をアセスメントする。あわせて次回の来院日を決定し，来院時の注意事項などの説明を行い，看護記録に記載する。

■分娩時

分娩第1期にバースプランを確認しておく。家族の役割を考慮し，分娩時の家族の立ち合い希望などがあれば，希望を尊重した分娩を迎えられるよう配慮する。分娩介助時は，院内助産院のスタッフが複数人で対応する。判断に迷うときは複数の助産師で検討し，正常から逸脱する所見がみられた場合は，すみやかに医師に報告して指示を受ける（▶表5-5）。分娩第4期は異常の早期発見に努め，早期母子接触の機会を妨げないようにする。

▶表5-5 分娩期の医師に報告すべき事項

各期	母体の状態	すみやかに医師に報告し指示を受ける
分娩前	陣痛発来前の破水	・前期破水後24時間経過しても陣痛の発来なし
分娩第1期～分娩第2期	胎位異常	・横位 ・骨盤位
	異常出血（大量の鮮血，凝固しない出血）	・常位胎盤早期剝離 ・低位胎盤 ・前置胎盤
	羊水混濁（淡黄色～うぐいす色～暗緑色）	・羊水混濁が高度（うぐいす色～暗緑色） ・産科的合併症がもう1つ以上ある場合 　（羊水に悪臭がある，母体発熱がある）
	母体発熱	・子宮内感染が疑われる場合 ・高熱（38℃以上）の場合
	胎児心拍異常	・高度変動一過性徐脈 ・遅発一過性徐脈 ・遷延一過性徐脈
分娩第2期～分娩第3期	分娩遷延	・有効陣痛があるが2時間以上分娩が進行していない ・子宮口全開大後1～2時間経過している ・努責時も胎児下降がみられない ・そのほか，明らかな進行しない所見をみとめるとき
	会陰・頸管裂傷	・第2～4度会陰裂傷 ・頸管裂傷 ・会陰血腫
	分娩後出血	・鮮血が持続的に流出する場合 ・凝固しない血液が流出する場合 ・500mL以上の異常出血がある
	子宮・胎盤の異常	・子宮内反 ・胎盤娩出困難，癒着胎盤，胎盤遺残
分娩第3期～分娩第4期	発熱（産褥早期含）	・高熱（38℃以上の場合）
全期を通して	血栓症	・肺塞栓症，深部静脈血栓症

▶表 5–6　産褥入院中のスケジュール

日数	褥婦	新生児
0日	24時間母児同室開始	点眼
1日	—	K₂シロップ投与，小児科医による初回診察
2日	助産師による診察	—
3日	沐浴指導	—
4日	助産師による退院診察 退院指導	K₂シロップ投与，先天性代謝異常検査 小児科医による退院診察
5日	退院	退院

③　産褥期・新生児期

　産褥期クリニカルパスをもとに，院内助産院のスタッフがケアを行う(▶表 5-6)。褥婦が育児技術の習得に努め，母乳育児ができるように援助する。指導する際にはころ合いをみはからって，家族に育児参加をすすめる。正常から逸脱する所見がみられた場合は，すみやかに医師に報告し，指示を受ける。

■産婦健診時(産婦 2 週間健診・1 か月健診)

　退院後の産婦の生活や精神面を確認し，母子関係のアセスメントを行う。必要があれば，保健センターへの要養育支援者情報提供票の送付を含め，母子訪問や産後ケアの依頼など適切な介入を行う。さらに，母乳外来や育児相談外来で継続支援を行う。

　褥婦の 2 週間健診は院内助産院のスタッフが担当し，保健指導を実施する。また，1 か月健診は院内助産院のスタッフが担当し，診察・保健指導を実施する。ただし，児の 1 か月健診は小児科で実施する。

3 ●　院内助産院の体制(院内助産管理規定)

　院内助産院を安定的に運営していくためには，院内助産院の運営の基準をまとめた「院内助産院管理基準」の作成が必要である。管理基準の作成は，「産婦人科診療ガイドライン――産科編 2020」や「院内助産・助産師外来ガイドライン 2018」などを参考に，各施設にあった基準を決める必要がある。管理基準の作成は，医師と助産師，そのほかの部門との連携を強化することにもつながる。

1　院内助産院の基本方針

　病院や看護部の理念・方針をもとに，院内助産院の理念・基本方針を決定する(🕮2)。

📖 NOTE

2 院内助産院の理念と基本方針の例

　筆者の施設の理念は，「母と子が本来持っている力を信じ，最大限にその力が引き出せるように，支援することを目的とする。そして妊娠・分娩・育児を通じて，家族の絆が深められることを願う」である。

　基本方針は，「院内規定の正常に経過している対象妊婦において妊婦健診や保健指導，分娩期の援助，産褥期の援助や育児指導などを一貫して助産師が担当する。助産師は安全・安楽を守るべく的確に助産診断を行い，妊婦自身の主体性やニーズを満たせるように支援する」としている。

2 院内助産院の組織図

　院内助産院は，看護部産科病棟のなかの1つのチームとして，位置づけられていることが多い（▶図5-1）。しかし施設によっては，看護部ではなく技術部門の1つとして助産課があり，看護部から独立している施設もある。どちらにしても施設のなかの部門に属していることにかわりはない。

3 業務に関する事項

❶院内助産院の担当者

　クリニカルラダーレベルⅢに達した助産師（アドバンス助産師）が望ましい。筆者の施設では，院内の教育研修を終えた5年目以上の助産師が担当していたが，現在はアドバンス助産師に認証された助産師が担当している。

❷看護方式

　院内助産院では，チームナーシングを行っている施設がほとんどであるが，なかにはプライマリ制の施設もある。日々の業務体制としては，妊婦健診・分娩担当などでは機能別看護を，また産褥入院中は，パートナーシップナーシングシステム（PNS）により助産ケアを実施している施設もある。

❸勤務体制

　所属施設の勤務体制にのっとって勤務することが基本である。しかし，

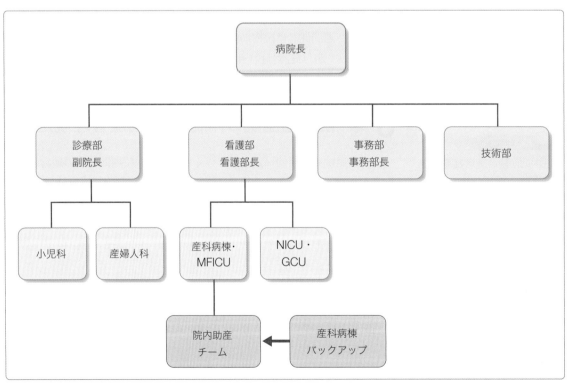

▶図5-1　院内助産院の組織図での位置づけ

一勤務帯で複数の分娩介助が重なる場合もある。そのため，母児の安全を考慮し，院内に応援できる助産師がいない場合に備えて，緊急呼び出しの体制を整えておく必要がある。とくに夜勤帯の勤務体制の工夫が必要である。正規の夜勤者に加え，分娩時や緊急時に出勤の呼び出しができる宅直体制を整えている施設もある。

（1）日勤：院内助産院のスタッフで，妊婦健診・分娩・産褥をそれぞれ担当できるように勤務体制をとる。

（2）夜勤：院内助産院のスタッフと複数人での分娩介助を行えるような勤務体制をとることが望ましい。

❹出生証明書と助産録

分娩を担当した助産師が，出生証明書や母子健康手帳に記入する。また施設の看護記録記載基準を参考に，分娩経過から入院中の記録を遅滞なく記載する。

4 院内助産院の対象者

院内助産院の対象者は，妊娠経過中に継続して管理（妊婦健診）され，正常に経過していると産科医が判断し，院内助産院の対象基準を満たしていると助産師が確認した妊婦である。また，妊婦とその家族が院内助産院での妊娠・分娩・産褥管理と援助を望む場合もある。正常に分娩を終了し，その後も正常に経過している褥婦と新生児も対象に含まれる。

5 妊婦健康診査

❶健診回数

健診の回数はおおむね13回で，医師管理の妊婦と同じである。ただし決められた週数では，医師と併診となる。

❷妊婦健診の内容

妊婦健診の項目は①体重，②血圧，③尿検査（尿糖・尿タンパク，その他），④腹囲，⑤子宮底長の確認，⑥児心音聴取，⑦浮腫の有無である。必要があれば内診や保健指導を行う。ただし医師の診察日には，それらに加え，超音波検査（スクリーニング）も行う。

❸保健指導項目

妊娠週数ごとに，必要な保健指導と個別指導の組み合わせで実施していく。

6 分娩

❶分娩場所

母子の安全を確保できることが大前提であるが，できる限りバースプランにこたえられるよう，産婦と十分に話し合いながら決めていく。LDRや分娩室がおもな分娩場所となる。

❷分娩体位

フリースタイル分娩が多い。ただし正常に経過させるため，助産師から

分娩体位の提案をすることがある。

7 評価

　分娩を取り扱うにあたって，助産師による院内助産院での分娩実績は，医師主導の分娩実績と遜色がないことが必要である。そのため，月間・年間で分娩統計を行い，結果をモニターしていく必要がある。評価には，ケアの質も問われるため，分娩実績と産婦の満足度の双方向から実施することが望ましい。

❶分娩実績

　分娩実績を評価するには，次のようなデータを集める必要がある。

　①分娩件数，②入院時の状態(主訴)，③分娩時週数，④母体年齢，⑤既往分娩回数，⑥分娩所要時間，⑦医療介入の内容と率，⑧会陰裂傷の有無，⑨縫合の有無，⑩出血量，⑪出生児体重，⑫アプガースコア(AP)，⑬臍帯血 pH，⑭小児科入院の有無などである。

❷産婦の満足度

　アンケートや聞きとりで利用者の満足度を調査することで，利用者のニーズを把握し，今後のケアの充実や基準拡大にいかしていく。

❸会議・症例検討会

　院内助産院の対象者に対する症例カンファレンスを定期的に開催し，記録する。ケア方針の統一や，ケアのふり返りに有効であり，関係する他職種も交えた会議において，報告していくことも重要である。

4 院内での連携

　院内助産院は，チーム医療の1つのかたちであり，院内の関係各所との連携は最も重要である。つねに母子の安全・安楽を考えた連携でなければならない。院内助産院を開設運営するにあたり，連携は最も時間を要するところである。連携に必要な確認しておきたい事項は，次のようなことである。

(1)外来(妊婦健診)での医師との取り決め事項

(2)分娩期の申し合わせ事項

(3)産褥期の申し合わせ事項

(4)新生児期の申し合わせ事項

(5)院内助産院対象外条件

(6)妊娠分娩産褥各期の経過における院内助産院対象外条件

●参考文献　・日本看護協会：院内助産・助産師外来ガイドライン 2018．2018．
　　　　　　・日本産科婦人科学会・日本産婦人科医会編：産婦人科診療ガイドライン——産科編 2020．
　　　　　　　2020．
　　　　　　・松尾博哉・遠藤俊子監修，社会医療法人愛仁会千船病院・高槻病院看護部編集：チーム医療
　　　　　　　で支える院内助産院．薬ゼミ情報教育センター，2010．

助産師外来の管理

1 助産師外来

　病院の助産師外来は，医師の外来と密接に連携をはかりながら機能している。助産師はチーム医療の理念に基づいて医師と協働し，さらには担当助産師の教育，監査システムも必要である。

　2017(平成 29)年度の厚生労働省看護職員確保対策特別事業において「院内助産・助産師外来ガイドライン 2018」が策定された。これによると助産師外来とは，「緊急時の対応が可能な医療機関において，助産師が産科医師と役割分担をし，妊産褥婦とその家族の意向を尊重しながら，健康診査や保健指導を行うことをいう」[1]とある。つまり，助産師外来は助産師が主体的に行う健康診査であり，産科医師が健康診査を行い，助産師が保健指導のみを行う場合は，助産師外来には含まれない。

　なお，旧ガイドライン(＊注1)では「助産外来」と表記されていたが，新しいガイドラインでは「助産師外来」として，助産師が実施している外来であることを対象者に明確にわかるように示している。

1 助産師外来を取り巻く状況

　日本看護協会は，2008(平成 20)年から「院内助産システムの推進 3 カ年計画」に取り組み，普及啓発の効果で院内助産院と助産師外来の開設数は増加した。その後，助産師外来と院内助産院ともに，2011(平成 23)年以降漸増している(▶図 5-2)。

　助産師外来については，運営や週あたりの開設日数，健診スケジュール，助産師の配置など，施設間の差があり，課題も少なくないことが日本助産学会の調査で報告されている[2]。

2 妊産婦のリスク別助産ケアの考え方

　助産師外来は，助産師が主体的に行う看護・助産提供体制のもとに行われる。その業務は，保健師助産師看護師法で定められている業務範囲内であることと，医師と役割分担・連携することが前提である。しかしそれは，ローリスク妊産婦は助産師，ハイリスク妊産婦は医師が担当するという分担ではない。各医療機関の機能や対象者のニーズをふまえたチーム医療体

＊1　2008(平成 20)年に作成された「院内助産ガイドライン——医師と助産師の役割分担と協働」をさす。

制で対象者にかかわっていくことが求められている。ハイリスク妊産婦には，医学的側面ばかりに注目することなく，社会的・精神的側面にも相応な助産師のケアが必要であるため，すべての妊産婦が助産ケアの対象である（▶図5-3）。

　周産期医療の領域でチーム医療が注目されはじめたのは，厚生労働省に

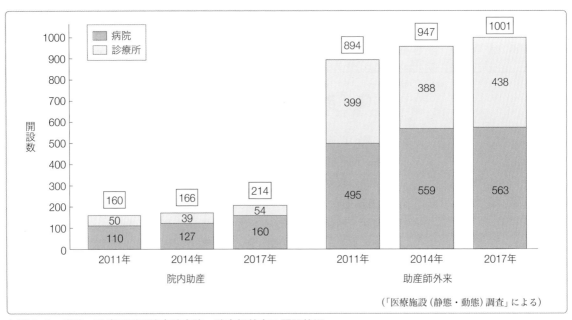

▶図5-2　病院・診療所別の院内助産院・助産師外来の開設状況

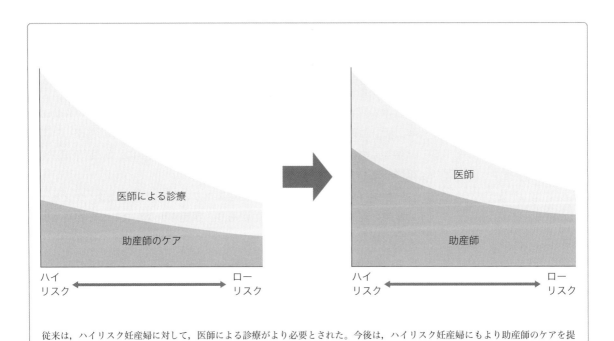

従来は，ハイリスク妊産婦に対して，医師による診療がより必要とされた。今後は，ハイリスク妊産婦にもより助産師のケアを提供し，ローリスク妊産婦には，助産師が主体となってケアを提供することが期待されている。

▶図5-3　医師・助産師による妊産婦のリスク別診療とケアの割合のイメージ図

より 2008（平成 20）年に「安心と希望の医療確保ビジョン」が報告された
ことによる（🔖1）。医師と看護職との協働の充実について，報告書では「助
産師については，医師との連携の下で正常産を自ら扱うよう，院内助産
所・助産師外来の普及等を図るとともに，専門性の発揮と効率的な医療の
提供の観点から，チーム医療による協働を進める。またその際，助産師業
務に従事する助産師の数を増やすとともに，資質向上策の充実も図る」[3]と
言及されている。

このように助産師外来と院内助産は，チーム医療が強化された医療体制
であり，働き方改革の課題解決にもつながるといえる。

3　助産師外来の運営

助産師外来を適切に運営・維持していくためには，組織のなかの位置づ
けを明確にしておくことが大事である。それにより運営に必要な体制が整
備され，人材育成などにも取り組みやすくなる。

また，看護部の理念に基づき，助産師外来においてどのような助産ケア
を提供するのかの理念を，組織内で共有しておくことが必要である。さら
に，施設の状況に応じた運営規定やマニュアル，基準の作成も必要である。

4　助産師外来の実際

■助産師外来の目的と目標

施設や看護部の理念などをふまえ，助産師外来の目的を設定する必要が
ある。例としては次のようなものがあげられる。
（1）継続ケア・個別ケアの機会となり，満足度の高い妊娠出産体験へつな
　　げる。
（2）妊婦と個別に対応する時間を十分にとることで，妊婦のニーズを満た
　　す。
（3）医師や他職種と協力し合い，チーム医療の充実をはかる。
（4）現任教育の一環として助産師の自立・スキルアップを促進する。
　　また，目標は次のようなものになる。
（1）妊婦とその家族が妊娠・出産・育児を肯定的体験としてとらえられる
　　よう援助する。
（2）出産・育児に向けて心身ともに準備ができる。
（3）助産師の知識技術の向上，自律性と責任を養う。

■助産師外来の対象者

施設により扱う分娩数や地域における役割が違うため，施設に応じた受
診対象者の基準を決めておく必要がある。この基準は，各団体が発行して
いるガイドラインなどを参考にするとよい。

ハイリスク妊産婦へも助産ケアは必須であるため，施設のハイリスク妊
産婦の考え方，かかわり方についても関係職種で合意形成しておく必要が
ある。

▶表5-7　ローリスク妊婦抽出のためのチェックリスト

身体的所見(非妊時あるいは妊娠初期)	以下は経産婦に対しての産科既往歴
□身長≧150cm	□帝王切開既往なし
□年齢35歳未満	□切迫早産のための長期入院歴(≧14日間)なし
□BMI([体重kg]÷[身長m]²)≧18.5以上，＜25	□子宮頸管縫縮術歴なし
□高身長(＞160cm)だが「やせていて極端に手足が長い」という印象がない	□早産歴なし
□収縮期血圧＜140mmHg，拡張期血圧＜90mmHg	□妊娠糖尿病既往なし
□蛋白尿半定量陰性	□妊娠高血圧症候群既往なし
□尿糖陰性	□子癇既往なし
家族(両親あるいは兄弟姉妹)歴	□常位胎盤早期剝離既往なし
□高血圧なし	□HELLP症候群既往なし
□糖尿病なし	□分娩時大量出血既往なし
□既知の遺伝性疾患なし	□子宮内反既往なし
□40歳未満の突然死(事故等を除く)なし	□重症仮死児(5分後Apgarスコア＜7)出産既往なし
既往歴	□早期新生児死亡児の出産既往なし
□既知の内科・外科・神経疾患(喘息，糖尿病，心臓手術，自己免疫疾患，甲状腺疾患，てんかん，精神疾患など)なし	□低出生体重児出産既往なし
	□出生体重3,800g以上の児の出産既往なし
□内科・精神疾患による長期(≧2か月)の薬剤服用歴なし	□体表ならびに内臓形態異常児の出産既往なし
□子宮頸部円錐切除術既往なし	□先天性感染症児(GBS，サイトメガロウイルス等)の出産既往なし
□子宮筋腫の診断歴，あるいは子宮筋腫核出術既往なし	□運動神経麻痺(脳性麻痺，腕神経叢麻痺等)児出産既往なし
□子宮奇形の診断歴なし	□知的発達が遅れた児の出産既往なし
□3回以上の自然流産歴なし	

(日本産科婦人科学会・日本産婦人科医会編・監修：産婦人科診療ガイドライン──産科編2020，p.241，2020より転載)

　対象者の例としては，次のような妊婦になる。

（1）合併症のない妊婦

（2）合併症や既往歴があっても今回の妊娠経過に影響がない，あるいは問題とならない妊婦

（3）医師が助産師外来受診を許可した妊婦

　「産婦人科診療ガイドライン──産科編2020」では，助産ケア中心の妊娠・出産支援システムの対象にできる妊娠および分娩について，「各病院においてあらかじめ常勤医師と常勤助産師とで協議して定められた基準に基づいて決定する」[3]ことが明記されている。またローリスク妊婦抽出のためのチェックリストも示されている（▶表5-7）。

■助産師外来の受診時期

　妊娠初期から助産師がかかわることが大事であるが，初期の診察では，医師の超音波診断が必要である。妊娠の確認や妊娠週数，出産予定日が決定したら，助産師外来の受診が可能である。日本助産学会の調査[2]によると，ほとんどの施設で受診スケジュールは決められており，妊娠16週以降から開始している施設が多かった。その後は，医師の外来と交互に助産師外来を行っているなど，各施設によってさまざまで，妊娠24週以降は医師の外来より助産師外来の割合が多かった。

助産師外来の受診時期の例を次に示すが，施設で運営しやすい方法を選択するとよい。

(1) 医学的に重要な 3 回程度の週を医師の外来とし，そのほかの週を助産師外来とする。

(2) 助産師外来受診の週数を数回決めておき，そのほかの週は医師の外来とする。

(3) 36 週以降を助産師外来とする。

(4) 15 週から医師と交互に助産師外来を受診する。

(5) 15 週以降，医師による超音波検査による健診以外はすべて助産師外来とする。

■担当助産師の基準

担当する助産師は，各施設でクリニカルラダーを利用したり，助産実践内容や分娩介助例数などを総合的に判断したりして決めている施設が多い。助産師のキャリアアップも考え，臨床実務経験を考慮して基準を設定するとよい。現任教育として積極的に助産師外来を経験してもらい，ステップアップにつなげる。そのため管理者は，担当者の研修やフォローアップ研修などを計画するとよい。

担当助産師の具体的な基準の例には，つぎのようなものがある。

(1) 助産師経験 5 年以上(分娩介助件数 100 件以上)

(2) 母乳外来担当経験者

(3) 母親学級・両親学級のメインインストラクター経験者

(4) 師長・副師長・教育委員が適任と判断した者

(5) 院内助産師外来担当者研修受講した者

担当助産師の必須能力として次のような内容が求められる。

(1) 確実な問診・触診・聴診(フィジカルイグザミネーション)技術

(2) 母体・胎児の健康状態のアセスメント

(3) 母体の異常・逸脱徴候のスクリーニング

(4) 妊婦のニーズの把握と情報の選択・提供，社会資源の活用

(5) 妊娠中のトラブルやリスクへの対応

(6) 問題・異常発生時の対処

(7) 妊婦とその家族とのコミュニケーション

(8) 医師やコメディカル(多職種)との調整・連携

(9) 院外関係各所や関連施設，地域との連携

これらの能力の修得に向けて，研修会や学習会を計画し，事例検討会を活用するなどして担当者の教育を行っていく。

■医師への報告基準

助産師外来の運営が軌道にのるためには，医師との信頼関係が大切である。医師と助産師は，互いが異なる役割をもっていることを理解し合うためにも，医師との話し合いで報告基準を決定する(▶表 5-8)。また，医師

▶表5-8　報告基準の例

・尿タンパク質：（＋）以上
・尿糖：（＋）が2回以上出現している
・血圧再検後：130／80mmHg 以上
・浮腫：中期で（±）なら2回以上，（＋）の妊婦
・体重：2kg／週以上増加している
・子宮底が週数に比べて非常に小さい・大きい
・胎児心拍異常
・その他正常経過を逸脱していると判断した場合
・上記に該当しなくても担当助産師が報告必要と判断した場合

と協働管理という認識が大事である。医師の診察が必要であると助産師が判断した場合，躊躇せずに診療を依頼できることも大切である（□2）。

　院内助産システムの運用・管理の実態調査[2]によると，妊娠期間に医師管理へ移行した割合は施設によりばらつきがあり，多い施設で70％であった。移行の理由は，妊娠高血圧症候群や，切迫早産，貧血，体重増加，予定日超過などであり，前記の助産師外来対象妊婦の基準を逸脱した場合であった。

■助産師外来受診の流れ

　予定日の決定までは，通常，医師の外来を受診し，助産師による初期指導は妊娠8〜11週ごろから行われる。

❶妊娠初期の指導

　初期の指導では，身体的・心理社会的リスクの確認も行い，支援の必要性についてアセスメントしておく。つわりや流産予防，この時期の具体的な生活についても指導する。またバースプランを考えるための説明をしておく。以下の項目を指導する。

・妊娠週数の数え方
・妊婦健康診査の意義，時期，回数，方法
・妊娠期間に行う必要な検査とその意味
・体重管理について（栄養指導）
・妊娠期のメンタルヘルスについて
・助産師外来の紹介
・母子健康手帳の利用方法
・施設のお産の考え方（バースプラン作成の手引きとなる）
・母親学級，両親学級他各種クラスの紹介

❷助産師外来での妊婦健康診査

　以下の項目について，健診を行う。

・採尿（尿タンパク質・尿糖の確認）
・体重，血圧測定
・子宮底長（腹囲）の測定
・浮腫の確認

NOTE

2 医師への依頼
　「産婦人科診療ガイドライン——産科編2020」では，助産ケア中心の妊娠・出産支援システムにおいて，異常時に的確な医療介入が行えるよう，すみやかに医師へ照会するシステムを構築することが追加された。

・胎児心拍の確認(胎児超音波)
・妊婦と胎児の健康診査と健康状態のアセスメント
・妊娠各期の保健指導
・個別相談
・次回健診・検査内容の確認

　なお，たとえば早産徴候確認のための経腟超音波検査や，B 群溶血性レンサ球菌(GBS)腔分泌物検査など妊娠週数で決められている検査は，助産師外来受診と同時に医師が内診と診察を行う。

■助産師が行う超音波検査

　助産師が行う胎児超音波検査をどのように位置づけるかは，施設の運用による。多くの助産師外来で超音波検査は行われている。医師と同等レベルのスクリーニング検査を実施している施設もあれば，映像として児への愛着形成を促すツールとして活用している施設もある。

　毎回の健診において，正常に経過している妊婦に超音波検査を行い，胎児の推定体重などを妊婦に伝える必要性は高くない[4]。しかしながら，多くの妊婦は超音波画像を楽しみにしており，性別や推定体重を健診の目的にしている妊婦もいる。助産師外来では超音波検査ありきではないが，補助的な診断として胎位・胎向，心拍確認のほかに，映像を楽しむといった活用も，妊婦の母性性の発達や主体的な健康管理に向けた支援になるだろう。

■記録と監査

　助産師外来の記録は，妊婦健康診査記録として施設で運用されている外来カルテに，医師と同様に記録する。助産師外来の記録が別であると，前回の指導内容や妊婦の訴えなどの記載内容が，医師の目にとまらないことがある。近年は，電子カルテで記録を共有している施設が多い。

　外来終了後にカルテの記録から，①行うべき診察や検査が実施されているか，②指導内容は適切であったか，③医師への報告基準は遵守されていたかなど，記録のふり返りを毎日行うのが，監査として理想的である。その際は，病院の監査システムを活用するとよい。

■助産師外来の特徴

　助産師外来では，少なくとも 1 回に 30 分〜1 時間の健診時間を確保することで，健診時間が短く聞きたいことが聞けない，もっと妊娠生活の指導を受けたいといった妊産婦のニーズに対応できる。助産師として，妊婦へ積極的にかかわる手段にもなる。

　助産師は医療上の健診だけにとどまらず，心理・社会的側面からアプローチすることで確実に助産診断を行わなければならない。それは正常な妊娠経過のためでもあるが，分娩の満足度を上げ，新しい家族のスタートを順調に促すという長期的視野にたった支援のためである。また，必要な

社会資源や情報の提供，地域との連携の必要性を考えるためでもある。それが妊産婦への継続的な支援につながるのである。

　妊婦のセルフケア能力を引き出し，医療者におまかせにならないよう，みずから妊娠生活を管理するという妊婦の意識をはぐくめるよう，妊娠初期からかかわることが必要である。それには助産師外来が大きな役割を担っている。

2 母乳外来

　退院後に，授乳に関する悩みや問題に直面して不安になる母親が多い。しかし，産褥入院期間の短縮化や，高齢初産婦が増加している状況から，母乳栄養を確立して退院することはむずかしい。退院後も気軽に相談できる母乳外来などを設置するのが望ましい（□3）。

　母乳外来は，助産師外来と同様，助産師が主体的に運営する外来である。筆者の施設（以下，当院）の母乳外来を紹介しながら運営の実際を解説する。

1 目的

　退院後の乳房トラブルへの対応の場であり，母乳育児や授乳相談，乳房マッサージ，卒乳相談などの助産師による継続ケアが受けられるよう外来部門に設置している病院が多い。おもな目的は次のようである。

（1）育児相談を含めた母親への継続ケア

（2）出産後から卒乳まで楽しく授乳・母乳育児ができるような継続支援

（3）NICU・GCU（回復期病床）に入院した児の母親への授乳支援

コラム　保健指導外来

　助産師が担当する保健指導外来の例を紹介する。

　2020（令和2）年は，新型コロナウイルス感染症（COVID-19）の拡大で，外来受診が制限されたり，個別指導が簡略化されたりして，母親学級や両親学級など集団指導の一時休止を余儀なくされた。そこで，各施設では濃厚接触を避け，感染リスクを最小限にしたかかわりを工夫し，妊産婦への助産ケアは継続した。当院では，具体的には次のような，電子媒体を活用した診察・保健指導を行った。

・プレパパママ外来：集団で行う両親学級のかわりに，1組の夫婦を対象にした個室での個別指導である。1組約1時間で1日6組の乳児を迎えて，生活や身体の生理，産後の生活，母乳育児・授乳についてなどを行った。おむつのかえ方，抱き方，沐浴については実際に体験しながらの指導である。

・電話相談外来：妊婦健診時に行う保健相談や個別の相談を，予約制として希望の時間に電話で対応するものである。業務のあいまではなく，確実に相談時間を確保できることがメリットである。

・Webやオンラインによるクラス運営，オンデマンド配信など：施設に行かずにクラスに参加でき，都合のよい時間に自身の端末から，何度でも視聴できることがメリットである。

---

3 授乳外来

　母乳育児にこだわらず，授乳・育児に関することを相談できるように授乳相談外来としている施設もある。

2　業務内容

母親の主訴に応じて，個別対応する。必要に応じて母乳量の確認や授乳指導，乳房ケアを行う。また，育児に関する相談や乳房トラブルへの対応，治療，卒乳相談を行う。乳腺炎の場合には，医師の指示により抗菌薬の点滴治療を行う場合もある。

当院では，母乳外来は予約制で1回の相談時間は，1人30分〜1時間要している。

3　来室の主訴

当院の母乳外来来室の主訴は多い順に，①児の体重確認と分泌確認，②乳房の硬結，③乳腺炎，④白斑・乳口炎，⑤吸着不良，⑥卒乳相談，⑦その他乳房トラブルや相談である。

多くの母親が退院後も母乳育児を行っていくにあたって不安をかかえていることから，1か月健診を待たずに退院後いつでも母乳外来を受診できるようにしておくことが望ましい。退院後数日で受診する母親も少なくない。相談相手がいない，不安やストレスをかかえているなど，疲れて育児に自信をなくす前に母親を支援する場として積極的に利用するようにはたらきかけることが大事である。

4　担当助産師

助産師外来担当助産師の基準と同様に，職員のステップアップにつなげるようにするとよい。当院では，経験3年以上，かつ院内の担当者研修の受講後の助産師が母乳外来を担当している。

産褥病棟では，経験年数にかかわらず，入院中に母乳育児支援が行われるが，母乳外来では，さらに個別対応や，トラブル解決への対処が求められることになる。1人で外来を担当することもあるため，事前の研修は必須である。

担当者研修は，①母乳栄養確立に向けての支援，②授乳期の栄養，③乳幼児の発達，④NICU・GCUにおける授乳支援，⑤乳房ケア，⑥乳房トラブルへの対応などについて行う。

5　母乳外来における業務管理

提供するケアの質の確保のため，乳房トラブルへの対応や卒乳相談，ミルクの足し方などはマニュアルを作成しておくとよい。そのうえで個別に対応し，ケア内容を確実に記録し，次の助産師へとケアを継続するようにする。また，乳腺炎などで医師の診察や，薬の処方が必要な場合もあり診察依頼の手順についてもルールを決めておくとよい。

妊娠中から産後1か月健診まで連続して使用できる乳房カルテに記録すると，経過がわかりやすい。

監査は，たとえば月1回の定例会議として母乳委員会を開催し，母乳外

来の改善や問題への対策などを話し合うなどで行うとよい。評価として利用者のデータ集計・分析など行い，入院中の人の母乳育児支援にフィードバックすることも必要となる。

6　乳腺炎重症化予防ケア・指導料

　これまで，乳腺炎を発症した母親に対して行う助産師の乳房ケアは，診療報酬の対象ではなかったが，2018(平成 30)年度の診療報酬改定において，乳腺炎重症化予防ケア・指導料が新規収載され，保険点数化された。厚生労働省から通知されている「乳腺炎重症化予防ケア・指導料」の内容と範囲，算定要件，施設基準について確認しておく必要がある(▶表 5-9)。

　助産師の技術やケアが診療報酬の算定対象になったことは，特筆に値するが，今後は，その効果や助産師のケア能力が評価されることになる。

　このように乳腺炎の乳房ケアが全国どこでも，自己負担 3 割で受けることができるようになったが，その一方で，通常の乳房ケアは，算定対象ではないことに留意する必要がある。母乳外来は，助産師が主体的に運営できる外来であり，担当する助産師は診療報酬制度に関する正しい知識と乳腺炎重症化予防ケア・指導料の内容，およびその範囲を正しく把握しておく必要がある。

▶表 5-9　乳腺炎重症化予防ケア・指導料の概要と範囲

概要
1. 入院中以外の乳腺炎患者であって，乳腺炎が原因となり母乳育児に困難がある患者に対して，医師がケア及び指導の必要性があると認めた場合で，乳腺炎の重症化及び再発予防に係る指導並びに乳房に係る疾患を有する患者の診療について経験を有する医師又は乳腺炎及び母乳育児に関するケア・指導に係る経験を有する助産師が，当該患者に対して乳房マッサージや搾乳等の乳腺炎に係るケア，授乳や生活に関する指導，心理的支援等の乳腺炎の早期回復，重症化及び再発予防に向けた包括的なケア及び指導を行った場合に，分娩 1 回につき 4 回に限り算定する。
2. 当該ケア及び指導を実施する医師又は助産師は，包括的なケア及び指導に関する計画を作成し計画に基づき実施するとともに，実施した内容を診療録等に記載する。
(診療報酬の算定方法の一部改正に伴う実施上の留意事項について〔平成 30 年 3 月 5 日　保医発 305001 号〕)

算定方法
初回は 500 点(5,000 円)で 2 回目から 4 回目までは 150 点(1,500 円)を請求できる。ただし分娩 1 回につき 4 回に限りの算定である。5 回目からは算定できない。

施設基準
1. 保険医療機関内に，乳腺炎の重症化及び再発予防の指導並びに乳房に係る疾患の診療の経験を有する医師が配置されていること。
2. 保険医療機関内に，乳腺炎の重症化及び再発予防並びに母乳育児に係るケア及び指導に従事した経験を 5 年以上有し，助産に関する専門の知識や技術を有することについて医療関係団体等から認証された専任の助産師*が，1 名以上配置されていること。

*専任の助産師：医療関係団体などから認証された専任の助産師とは，現時点では助産実践能力が一定水準に達している，アドバンス助産師の認証を受けた助産師である。

3 ●● そのほかの専門外来

　助産師がかかわる専門外来としては, 思春期外来や, 更年期外来, 遺伝相談外来, 不妊専門外来があり, 最近ではプレコンセプションケア(□4)外来などもある。専門外来では, 医師や他職種との連携がさらに必要である。

　助産師は, リプロダクティブ／ヘルスライツに基づく支援として, 女性の生涯を通じた, 性の健康に携わっている。これにかかわる助産師には, 思春期から更年期までの女性の性の問題や, 時期に特有な疾病・病態・治療などについての知識が要求される。医師の診察介助だけでなく, 治療方針を理解したうえで, その後の相談・指導を行わなければならない。

　専門外来は多くの場合, 産婦人科外来の一部として同じ時間に診療が行われており, 助産師の配置や担当助産師の基準などを考慮する必要がある。

1 思春期外来

　思春期の少女が産婦人科外来を受診するのは, 勇気のいることである。母親に連れてこられることが多く, よほど気になる症状があることが多い。そのため, 思春期外来は, ①ほかの成人女性と同じ診療日は避ける, ②通院しやすい診療時間を設定する, ③待合室を分ける, ④女性医師が担当する, ⑤同じ助産師が受け持つ, などといった特別な配慮が必要である。

　当院の思春期外来は週1回, いつも同じ女性医師が担当している。来院目的の多くは, ①無月経, ②月経不順, ③不正性器出血, ④他科からの紹介などである。問診では, 本人にかわって母親が答えることが多く, 受診目的も母親の認識の範囲内であることが多い。本人から直接聞く症状などは重要な情報になるため場合によっては, 本人からの訴えを十分に聞くために, 母親に待合室で待機してもらうこともある。

　相談や指導は, プライバシーが確保できるスペースで行う。腹部超音波検査や内診などの診察時は, 母親に同伴してもらうかについて, 必ず本人の意向を確認する。内診にあたっては細心の注意で緊張をやわらげ, 苦痛を最小限にすることを考え, 器具を選択する。腟鏡診の際は, 腟鏡や消毒綿球の大きさに配慮する。

　性行動が始まる思春期の健康は, 女性の生涯を通した健康の始まりでもある。性と健康に関する正しい情報提供やカウンセリングは, 助産師に必須な能力である。

2 不妊外来

　不妊を主訴とする女性のための専門外来は, 通常の妊産婦の外来とは別日にするなど, 思春期外来と同じような配慮を行うことが望ましい。

　来院する人は, ブライダルチェック(□5)を希望する人から体外受精を希望する女性まで, さまざまである。不妊女性のなかには, 治療に積極的でない場合や, 姑や夫にすすめられて意にそわないまま来院した場合など,

📖 NOTE

4 プレコンセプションケア

　プレコンセプションケアとは, 妊娠前からのケアという概念で, 女性や恋人どうし, 夫婦などに, 将来の妊娠のための健康管理を提供することである。WHOは2012年から本格的に推奨しており, わが国では2015年に国立成育医療センターにプレコンセプションケア外来が開設された。

　同センターは, 女性や恋人どうし, 夫婦などがより健康になること, 元気な児を授かる機会を増やすこと, 女性や将来の家族がより健康な生活を送れることを目的としている。

5 ブライダルチェック(当院の扱い)

　結婚前あるいは妊娠前の女性が自身の健康状態を知り, 妊娠・分娩に際しての産婦人科的な問題をあらかじめ確認することを目的に行う。当院では女性ドックで行っており, おもな検査内容は, 母子感染の検査, がん検診(子宮頸がん・子宮体がん・乳がん), 超音波検査, 卵巣機能・甲状腺ホルモン検査, 血液一般検査, 内診検査などである。助産師による家族計画指導や妊娠のための相談も行っている。

心理的な話を聞くことが検査より優先されるときもある。助産師は，不妊治療の知識を修得し，心理状態を理解し，情緒的サポートを行うことが役割である。

不妊女性が十分に納得して治療を受けるといったように，不妊女性が自己決定できるようにサポートする必要がある。そのため，不妊カウンセリングは，研修を受けた助産師により行われるのが望ましい。近年では，日本看護協会認定の不妊症看護認定看護師を不妊外来に配置し，専門的な対応を行っている施設もある。

また，不妊に関する必要な情報を的確に提供できるよう資料やパンフレット，案内などを整備しておく。

3 更年期外来

更年期外来は，通常の妊婦外来や婦人科外来とは別の専門外来として設置されることが望ましい。

更年期は，加齢による卵巣機能の衰えに伴う，内分泌機能の変化により，さまざまな心身の変化をきたす時期である。更年期外来には，なんらかの身体症状を訴えて来院してくる女性が多いが，この訴えは，不定愁訴であり，症状はさまざまである。また，身体症状を訴えるだけでなく，夫婦関係や子どもの問題，姑の介護などといった現在の自分の状況を話す女性や，漠然とした不安な気持ちを訴える女性も来院する。

更年期の女性に対応する助産師は，身体症状へ理解を示すだけでなく，人生の節目でおこりうる問題や夫婦関係，老化への不安などにも理解や共感する姿勢が大事である。担当者は，助産師の経験年数も考慮する必要がある。

4 女性専門外来

女性の性差を考慮してサポートするというコンセプトで，女性だけを対象にした専門外来である。女性の医師が，診察から治療まで行う。診療科は，産婦人科に限らず内科や心療内科，乳腺外科，泌尿器科，皮膚科などとし，女性に多い疾患に広く対応できる外来であることが望ましい。助産師は，他職種と連携をとって調整し，その女性にとって必要なサポートを提供する存在として役割を果たす。

●引用文献
1) 日本看護協会：院内助産・助産師外来ガイドライン 2018．p.9，2018．
   (https://www.nurse.or.jp/home/publication/pdf/guideline/innaijosan_2018.pdf)
2) 藤田景子ほか：院内助産システムの方針と運用・管理の実態：質問紙を用いたインタビュー調査．日本助産学会誌 32(2)：147-158，2018．
3) 厚生労働省：安心と希望の医療確保ビジョン．2018．
   (https://www.mhlw.go.jp/shingi/2008/06/dl/s0618-8a.pdf)
4) 篠塚憲男：妊婦健診における超音波検査の minimal requirement に関する提言．周産期医学 40(1)：29-32，2010．

●参考文献
・永松健ほか：健診スケジュールの組み立て方．臨床婦人科産科増刊号 69（4）：6-10，医学書院，
　2015．
・日本看護協会：院内助産・助産師外来の開設による効果に関する調査報告書——平成 30 年度
　厚生労働省看護職員確保対策特別事業．2019．
・日本産科婦人科学会・日本産婦人科医会：産婦人科診療ガイドライン——産科編 2020．pp.241-
　243，2020．
・日本助産師会出版：乳腺炎ケアガイドライン 2020．日本助産師会出版，2020．
・日本助産実践能力推進協議会編：アドバンス助産師育成のための教育プログラム．pp.23-27，
　医学書院，2021．
・福井トシ子編：助産師業務要覧第 2 版，実践編 2017 年版．pp.267-272，日本看護協会出版会，
　2017．
・福井トシ子編：新版助産師業務要覧第 3 版，II 実践編．pp.80-93，日本看護協会出版会，
　2021．
・福井トシ子：成功する助産外来・院内助産所計画・開設・運営マニュアル——計画立案・企
　画書作成・交渉・広報活動から運営ノウハウのすべてがわかる．メディカ出版，2009．
・仲村将光ほか：スクリーニング検査をどう組みいれるか——超音波検査について．周産期医
　学 40(1)：24-27，2010．
・ペリネイタル編集員会編著：妊婦健診と保健指導パーフェクトブック——妊娠期別ガイド 正
　常の確認と異常への対応を究める！（ペリネイタルケア 2016 年夏季増刊）．メディカ出版，
　2016．

●参考文献

助産所における助産業務管理

A 助産所の管理・運営

1 助産所の特徴

　助産所は，女性たちが安心できる空間で，家庭的な日常生活の延長を感じることができる雰囲気であることが多い（▶図6-1-a）。分娩室は，家庭的な雰囲気でプライバシーがまもられ，家族との親密な時間がつくれるよう工夫されている。照明は明るすぎず，産婦がらくな姿勢をとれるように，バースチェアやクッションなどが用意されている（▶図6-1-b）。分娩時にはこれらを利用して，産婦が自由な姿勢をとれるよう支援し，痛みを緩和するマッサージをしながら，肯定的な出産体験ができるようサポートする。産後は，24時間母子同室となることが多い。

　そのほかに助産所で行われているケアサービスには，妊婦健診（▶図6-1-c）や分娩介助およびケア，産後早期のケア，産後1年の訪問ケア，母乳育児期間の母子のケア，思春期の性教育など多様なサービスがある。また，出産準備教育クラスやそのほかに，産後育児中の母親たちの集いの場としても活用される（▶図6-1-d）。

2 助産所の開設と環境・設備・備品

　●助産所の開設　助産所の開設にあたっては，年間出生数や地域住民のニーズ，地域特有の習慣・慣例を考慮して必要とされる場を決める。また，嘱託医療機関や保健所，消防署，交通の便，災害時の避難場所，駐車場の確保などを考慮し，開業に適した場所を検討する。

　●環境・設備　医療法第23条に基づき，換気，採光，照明，防湿，保安，避難および清潔その他衛生上必要な基準が定められている。分娩室（分娩を取り扱う場所），外来診察室，待合室，沐浴室，調理室，トイレ，浴室，洗濯室，フリースペース，収納スペース，事務室などを設置する必要がある。これらは医療法施行規則で定められた広さを確保しなければならない。

　2013（平成25）年の消防法の改正に伴い，「特定小規模施設における必要とされる防火安全性能を有する消防の用に供する設備等に関する省令」（平成25年総務省令第127号，特定小規模施設省令）が出された。それに

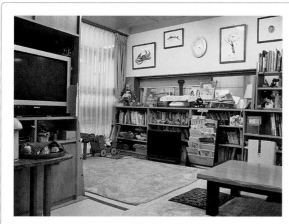

a. 待合室の例

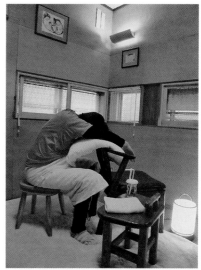

b. 分娩室の例

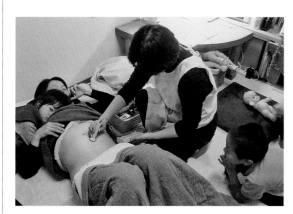

c. 家族も参加した妊婦健診の様子

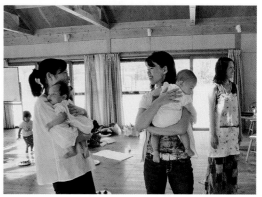

d. 産後育児中の集いの場

▶図6-1 助産所の特徴

より，助産所は，自動火災報知設備の設置，消防機関に通報する火災報知設備（火災通報装置）の設置，消火器の設置，のべ面積275m^{2}以上の場合はスプリンクラー設備の設置をしなければならない，とされた。

　助産所では，壁の色や照明を工夫し，BGMなどに配慮し，リラックスできる雰囲気をつくる。また，清潔を保持できるような素材や構造とする。災害時の備品や衛生材料などの収納スペースも必要である。先述したように，健康診査時などに小さな子どもが来所する機会も多く，安全な環境を提供しなければならない。分娩時の声や新生児の泣き声などへの防音対策を行い，プライバシーが保持できるようにすることも必要である。妊産婦が助産師をいつでも呼べるように緊急時の連絡体制などを整備しなければならない。

　● 備品　必要物品・備品の器械・器具類は，購入するかリースにするか検討する（▶表6-1, 2）。

▶表6-1 助産所の必要物品

項目		最低限必要なもの	あると望ましいもの
①器械・器具類		分娩台，診察台(兼用も可能) 冷蔵庫(薬品保管目的等)，冷凍庫(胎盤保管用) 滅菌機械など，ドップラー，血圧計，分娩監視装置 聴診器(成人用，ベビー用) 経皮黄疸計 体重計(成人用およびベビースケール)，身長計，メジャー，ストップウォッチ 床上便器，新生児採血用具一式 成人用，新生児・乳児用体温計(腋窩用，肛門用) BTB試験紙 新生児を保温する用具	超音波断層装置 パルスオキシメーター 携帯用保育器 温枕(温たんぽ) 冷却枕 識別用ネームバンド オートクレーブ 血糖測定器 血液ガス測定器
②分娩用器具類	器械類	臍帯剪刀，外科剪刀，臍帯鉗子(リング)または臍帯クリップ，コッフェル止血鉗子，ペアン止血鉗子，長鑷子，腟鏡，胎盤鉗子，膿盆	—
	衛生材料	滅菌手袋，吸水シーツ，吸引チューブ，直後パッド，ナプキン類，清浄綿，滅菌ガーゼ，滅菌綿花	—
③緊急対応物品	薬品類	産後の子宮収縮薬，輸液類，抗菌薬，解熱鎮痛薬(嘱託医など医師からの包括的指示を受け準備)	—
	必要器具	注射器，注射針，輸液セット，採血セット，駆血帯，固定用テープ類，点滴台	—
	蘇生器具類	マスク(成人用・ベビー用)，バッグバルブマスク，挿管チューブ，喉頭鏡，酸素ボンベ	—
④乳房管理に関する物品		ベースン，加温器	—
⑤消耗品		紙コップ，検尿用テステープ，タオル類，衛生材料(ガーゼ，綿球，綿花，綿棒)，臍処置セット，導尿セット	—
⑥薬品・消毒薬等		点眼薬，ビタミンK_2シロップ，エタノール，逆性石けん，ポビドンヨード，クロルヘキシジングルコン酸塩，2%次亜塩素酸ナトリウム，滅菌グリセリン	—

▶表6-2 助産所に必要な設備・備品

①分娩室・陣痛室・沐浴室	クッション，カーテン，手洗い装置，電気スタンド，収納用品，沐浴槽，沐浴用備品，布団，ベッド
②外来診察室	診察用ベッド，カーテン，指導専用模型，パンフレット類，文房具，机，椅子
③待合室	ソファー，クッション，雑誌，書籍，絵本，玩具
④調理室	冷蔵庫，調理用具一式，食器類，調味料，食品庫
⑤トイレ	温水保温便座，汚物入れ，洗浄用具，収納用品，洗面台(手洗い)
⑥浴室	入浴用具類，必要に応じて入浴用の椅子，シャワー設備
⑦入所室	寝具一式(母子)，リネン類，洗面所(24時間給湯可能なもの)，湯茶セット，クッション，ソファー，収納用品，緊急時避難経路
⑧洗濯室	洗濯機，乾燥機，洗剤類，アイロン
⑨フリースペース	食堂・憩いの場・サンルーム・プレイルームなど
⑩事務関係	パソコンおよび周辺機器，鍵のかかる保管庫，必要書類(助産録・出生証明書・入院管理台帳・紹介状・救急搬送用紙)

3 助産所管理の基本

1 安全で快適なケアの提供

　助産所は，助産師が管理者となり運営される。医療法第11条には「助

産所の開設者は，助産師に，これを管理させなければならない」と定められている。

　助産所がどのようなケアサービスを提供するかは，それぞれの助産所のケア理念に基づく。女性とその家族の望むケアを安全で快適に提供することが基本である。助産所のケアを選択する女性は，安全性はもちろんのこと，自然な出産や育児をしたい，個別のニーズにこたえてほしいなどといったことを強く求めている傾向にある。

　助産所では，生理的なプロセスとしての妊娠・分娩・産褥・育児期にあるリスクの低い母子を対象とし，異常の早期発見や母子の健康の維持・増進に重点をおいている。異常時には医療機関と連携し，必要な緊急時の手当てと包括的指示に基づいた処置を施し，医療機関へ紹介・搬送する責務がある。

　安全性の確保には，よいケアを提供することでケアの質を保証し，正常性を維持しながら，異常の発生を予防することが重要である。また，日常生活のなかで女性が自分自身の身体と心を自己管理できるよう支援し，新たな妊娠・出産・育児経験を，積極的に肯定的に過ごすことができるようなケアサービスが提供されなければならない。地域においては，母子がよりよいケアを受けられるように，助産師が母子保健サービスの改善を求め，行政や政策にはたらきかけることも求められる。

２　助産所の安全の確保

　医療法第 6 条の 12 により，助産所の管理者は，厚生労働省令の定めるところにより，医療の安全を確保するための指針の策定，従業者に対する研修の実施，助産所における医療の安全を確保するための措置を講じなければならないとされている。さらに医療法施行規則第 1 条の 11 により医療の安全の確保として，入所施設を有する助産所管理者は，さまざまな安全管理のための体制を確保しなければならないとしている（🔖1）。

■助産にかかわる安全管理基準

　ここでは，安全の確保について，「基本的な考え方」「助産の質と安全に関する管理体制」「助産従事者の資質の向上」「業務管理」「人事管理」「記録物管理」「施設・医療機器・薬物管理」「災害管理」「経営管理」などの項目にそって解説する。

❶基本的な考え方

　基本的には日本助産師会が発行する「助産業務ガイドライン」を基準として業務にあたらなければならない。つねに新しい情報を得ながら，その時代の医療水準に即したケアを提供しなければならない。助産所は，産科医療補償制度に加入しており，日本医療機能評価機構による児が脳性麻痺となったケースの原因分析結果と再発防止対策が示された再発防止に関する報告書は，助産所にとってもリスクマネジメントの観点から参考にしなければならない。

📖 NOTE

1　さまざまな安全管理
　院内感染や，医薬品の安全使用，医療機器の安全使用に関する指針を整備することや，医療安全管理委員会の開催や責任者の配置，それぞれの職員研修の実施，事故報告，感染症の発生状況報告，安全使用の手順書作成，保守点検の実施などといった，安全確保を目的とした改善のための方策や対策を講ずることが明示されている。

さらには病院が病院機能評価を受けるように，助産所は日本助産評価機構から助産所機能評価を受けるようになっている。

❷助産の質と安全に関する管理体制

各助産所は安全管理者を決め，嘱託医療機関と連携・調整するとともに，日本助産師会および都道府県助産師会の安全対策委員会と連携をとる体制となっている。

また，助産所で発生した医療事故に関しては，緊急処置を行い，医療機関に協力を要請し，嘱託医療機関に報告する。その後，日本助産師会の医療事故フローの報告システムにのっとり，日本助産師会と都道府県助産師会の安全対策委員会に迅速に報告し，事故の再発防止に向けて情報を共有する。

助産所は小さな組織であるため，日本助産師会や都道府県助産師会の安全対策委員会もリスクマネジメントを担っている。開業助産師たちは，病院などに搬送した事例や，異常となった事例，助産所で扱った正常分娩事例のデータを，Web を通して日本助産師会に報告・送信している。このシステムは，「全国助産所分娩基本データ収集システム」とよばれ，2013年より開始された。助産所の搬送事例の傾向や助産所の安全性が分析されている。

また，開業助産師のほとんどが属する日本助産師会が，助産所安全管理評価表を提示している（▶表6-3）。これは，助産所機能評価のなかの「安

▶表6-3　助産所の安全管理評価表（一部抜粋）

項目	評価項目内容	評価判定基準		
		A よくできている	B できている	C 改善が必要
Ⅰ 助産業務ガイドライン	1) 助産所管理者は助産業務ガイドラインの内容を理解し遵守している	□理解し遵守している	□一部，嘱託医了承のもと変更し遵守している	□遵守していない
	2) 助産業務ガイドラインを連携医療機関・嘱託医療機関に渡し共有している	□ガイドラインを話し合い，共有している	□ガイドラインを渡し，内容を口頭で伝えている	□共有していない
	3) 助産業務ガイドラインの内容をスタッフ間で共有している	□話し合いをして内容を共有している	□ガイドラインの当院の課題を共有している	□共有していない
Ⅱ 転院・搬送先の対応と報告	1) 全国助産所分娩基本データ収集システムに参加し，正常分娩・異常・転院のすべてを報告している	□ITに参加し2週間以内にすべて報告している	□2週間以上かかるがすべてIT化または文書で報告している。IT参加準備中だが文書では報告している	□一部のみ報告またはまったく報告していない
	2)—1 対応について明文化されている 前期破水	□初期対応から転院までの詳細が決まっている	□だいたい決まっているがそのつど相談している	□決まっていない
	2)—2 対応について明文化されている 分娩停止・遷延/微弱陣痛	□初期対応から転院までの詳細が決まっている	□だいたい決まっているがそのつど相談している	□決まっていない

（公益社団法人日本助産師会：助産所安全管理評価表2021年改定版による，一部改変）

全に関する管理体制」の項目をまとめたものである。各助産所はこれらの基準を用い，自己評価をするとともに，地域の助産所間でピアレビューしたり，都道府県助産師会の安全管理委員会などが毎年，他者評価している。

❸助産従事者の資質の向上

　助産所従事者は，リスクマネジメント研修や医薬品の安全使用に関する研修会をはじめ，助産の質の向上に向けての研修会に参加し，つねに最新の医療やケア知識を学び，ケアの質の向上をはからなければならない。助産所の管理者は，職員が研修会に参加できるよう勤務を調整する必要がある。また，都道府県助産師会内の助産所部会において，搬送事例や事故事例について事例検討会を設け，助産師仲間で事例からの学びを共有することも重要である。

❹業務管理

　助産所は，助産師独自の判断において母子の生命をまもり，業務を遂行している。「助産業務ガイドライン」を基本とするが，よりよい業務を遂行するためには，ガイドラインのほかにも最新の医療情報を学習し，業務内容を見直すことも重要である。

　法的な助産師業務をよく理解し，助産所の理念や，安全性，利用者の満足度を考慮し，施設内のスタッフが実施するケア基準の質が確保できるよう施設にあった業務手順を作成する。各施設においては症例検討などを定期的に実施する。産科医療補償制度や助産所賠償責任保険に必ず加入することも，利用者に対する責任といえる。

　また，助産師教育や助産師の研修の場として，助産所に積極的に実習生や研修生を受け入れ，後輩の育成に努めることも必要である。

　つねに安全の確保に努め，利用者の安全だけでなく安心と満足，経済性を考慮し，業務管理しなければならない。

❺人事管理

　助産師は互いの知識・技術の向上をはかり，創造力を駆使した業務に取り組む必要がある。また，助産所は年中無休の 24 時間体制であり，みずからの健康管理も重要である。具体的には以下のものがあげられる。

- ・各自，業務目標を設定する。
- ・施設の役割分担を明確にし，責任ある業務の実践をはかる。
- ・有機的なチームワークによる業務の実践をはかる。
- ・助産所管理者は，従業員の性格や力量などを考慮した役割分担を行い，業務内容の選定，妊婦健診や助産の介助，母乳管理指導などの支援を行う。
- ・従業員間の交流・ねぎらいも含め，従業員の福利厚生の充実をはかる。
- ・定期的な健康診断を実施し，従業員の健康管理をはかるとともに自己管理ができるような指導を行う。

　助産所は助産師各自が全責任をもつことが当然となることから，助産所の業務の特性を理解している助産師を採用する必要がある。また，調理・清掃・会計・受付などの専門職以外の仕事の人材の採用も必要である。資

格の有無によって業務の分担を決める。採用の際に就業時間・労働時間，時間外の対応，休日，休暇，基本給および諸手当て，給与支払日，賞与，福利厚生，健康保険，国民年金などの情報を労働通知書や雇用契約などで提供する。

労働基準法，女性労働基準規則，労働保険(労災保険，雇用保険)，雇用の分野における男女の均等な機会及び待遇の確保等に関する法律(男女雇用機会均等法)による母性保護などの雇用関連法規は，遵守しなければならない。

❻記録物管理

日ごろから記録物は必要事項が正確・簡潔・明瞭に記載されていなければならない。また，データやカルテの開示が求められた場合に，いつでも提示できるように整理・保管(最低5年)しておく必要がある。当事者の個人情報保護には十分な注意が必要である。

記録物には，分娩予約および同意書，妊娠・分娩・産褥・新生児経過記録，助産録，バースプラン，保健指導記録，母乳相談記録，妊婦名簿，関連医療機関との連携書類(診察依頼状，搬送依頼状，保健福祉センター・行政との連絡票など)が含まれる。対象者への説明や同意に関する情報も重要である。

❼施設管理

助産所の施設は開設目的に基づき，利用者が安全，清潔，安心，安らぎ，快適などを感じられ，それらが統一感をもった場としての要件を備える必要がある。そのためには，定期的に安全点検を行い，安心して利用できる状態に保つ。そのための経費の積みたても考慮した経営管理が必要である。

また，助産師の勉強会，母親たちのサークル活動の場など地域に根ざした活動を応援するために，多くの人たちがかかわる場を確保することが望ましい。

❽災害管理

災害はいつおこるかわからない。いざというとき適切に避難誘導・支援ができるように，日ごろから心がけておく必要がある。また避難訓練をしておくことも重要である。日本助産師会が作成している「助産師が行う災害時支援マニュアル」を熟知しておくことが必要である。その地区の避難場所の地図を目のつきやすいところに提示するとともに，自施設の避難経路を掲示する。

入院時には患者や家族に，避難場所や避難方法などを教え，非常事態にもあわてることなく，職員の誘導に従うよう説明しておく。

非常用品(はしご，おんぶひも，毛布，懐中電灯，ローソク，マッチ，非常食，新生児用衣服・おむつ，哺乳用品，生理用品，保温シート，ディスポーザブル分娩用品など)を整備しておき，決まった場所に置き，定期的な点検を怠らないようにする。

夜間には助産所内の巡回，火のもとの確認，戸締まりなどを行い，防犯・防災に努める。可能であれば，セキュリティシステムを設置する。医

薬品や危険物などは安全で適切な場所に保管しておく。

❾医療廃棄物および胎盤などの管理

医療廃棄物は，適正に処理しなければならない。注射器や分娩時に使用した血液付着物は，業者に依頼し，特殊容器で回収することになる。業者と契約する際は，その業者が特別管理産業廃棄物収集運搬業の許可をとっているかを確認しておくことも必要である。ヒト臓器に該当する胎盤の処理は，認定を受けた処理業者と契約を結ぶ。各市町村の条例に従う必要がある。胎盤などを土に埋めたり，自宅に持って帰らせたりしてはならない。マニフェスト（🕮2）を保存・管理しておく必要がある。

❿経営管理

助産所の管理を円滑に行うには，安全と快適性を目ざす助産所の理念を維持する経営が要求される。これには，サービスを向上させる一方で，無駄な支出を抑える経営が必要となる。

4 ● 医療機関との連携

1 嘱託医と嘱託医療機関

■法律的な根拠

助産所では，妊産婦，胎児，新生児が安全で安心できるケアを受けられるために，適切に医療機関と連携する責務がある。保健師助産師看護師法第38条において「助産師は，妊婦，産婦，じょく婦，胎児又は新生児に異常があると認めたときは，医師の診療を求めさせることを要し，自らこれらの者に対して処置をしてはならない。ただし，臨時応急の手当については，この限りでない」と規定されている。

医療機関との連携については，助産所の開設要件として，医療法第19条に「助産所の開設者は，厚生労働省令で定めるところにより，嘱託する医師及び病院又は診療所を定めておかなければならない」とある。また，医療法施行規則第15条の2には，「分娩を取り扱う助産所の開設者は，分娩時等の異常に対応するため，法第19条の規定に基づき，病院又は診療所において産科又は産婦人科を担当する医師を嘱託医師として定めておかなければならない」とある。さらに同第2項に，「前項の規定にかかわらず，助産所の開設者が，診療科名中に産科又は産婦人科を有する病院又は診療所に対して，当該病院又は診療所において産科又は産婦人科を担当する医師のいずれかが前項の対応を行うことを嘱託した場合には，嘱託医師を定めたものとみなすことができる」とある。

出張のみによって分娩を取り扱う助産師に対しては，2017（平成29）年の医療法の一部改正により，第19条第2項が追加となり，「出張のみによってその業務に従事する助産師は，妊婦等の助産を行うことを約するときは，厚生労働省令で定めるところにより，当該妊婦等の異常に対応する病院又は診療所を定めなければならない」とされた（🕮3）。

🕮 NOTE

2 マニフェスト

マニフェストは，ここでは産業廃棄物管理票をさす。英語ではmanifestとあらわし，宣言などの意味で使われるマニュフェスト manifestoとは意味が異なる。

3 助産所の医療連携

2017（平成29）年10月に医療法が改正され第6条の4の2第1項に，「助産所の管理者（出張のみによってその業務に従事する助産師にあっては当該助産師。次項において同じ。）は，妊婦又は産婦（以下この条及び第十九条第二項において「妊婦等」という。）の助産を行うことを約したときは，厚生労働省令で定めるところにより，当該妊婦等の助産を担当する助産師により，次に掲げる事項を記載した書面の当該妊婦等又はその家族への交付及びその適切な説明が行われるようにしなければならない。」とすることが明示された。

■助産所と嘱託する病院

助産所が嘱託する病院については，医療法施行規則第15条の2第3項に，「助産所の開設者は，嘱託医師による第1項の対応が困難な場合のため，診療科名中に産科又は産婦人科及び小児科を有し，かつ，新生児への診療を行うことができる病院又は診療所(患者を入院させるための施設を有するものに限る)を嘱託する病院又は診療所として定めておかなければならない」とある。

つまり，助産師が安全確保のために，産科または産婦人科医を嘱託医とし，産科または産婦人科と新生児の診療ができる入院可能な嘱託病院または診療所を助産所開設者みずからがさがし，提携しなければならない。しかし，助産所の嘱託医や嘱託病院になることを受け入れる病院などの確保には困難が多い。

2007(平成19)年3月，「良質な医療を提供する体制の確立を図るための医療法等の一部を改正する法律の一部の施行について」により「嘱託医師等は必ず経由しなければならない趣旨ではなく，実際の分娩時等の異常の際には，母子の安全を第一義に適宜適切な病院または診療所による対応をされたい」(平成19年3月30日　医政発第0330010号)と通知が出された。また同年12月，「分娩を取り扱う助産所の嘱託医師及び嘱託する病院又は診療所の確保について」(平成19年12月5日　医政発第1205002号)が通知され，その確保のために各都道府県や医療機関，関係団体の協力が次のように要請された。

(1)嘱託医や嘱託医療機関は応召義務以上の義務を負わないこと
(2)公的医療機関および医師が嘱託医師や嘱託医療機関となることは差しつかえないこと
(3)分娩を取り扱わない助産所は嘱託医師および嘱託医療機関を確保しなくともよいこと
(4)従前必要とされた医師の承諾書は不要であり，助産所が嘱託した旨の書類を提出すればよいこと(書類の様式は定められていないが合意書などの提出でもよい)
(5)複数の嘱託医療機関を有してもよいこと

助産師は，妊婦に対して助産所がどの嘱託医・嘱託医療機関と連携しているか，緊急時の医療連携について説明しなければならない。妊婦は妊娠中に医師による検査や診察を受ける必要がある。開業助産所は妊娠期各期における必要な検査などを依頼し，正常経過であるかどうかを診断する。また，異常所見がみとめられた場合は，緊急性に応じて適切な医療機関へ紹介・搬送を行わなければならない。この場合は規定の搬送紹介用紙で医療情報を提供することが多い。

各助産所は，あらかじめ嘱託医療機関と緊急時の処置や妊娠中の受診回数など，取り決めを，覚書や合意書，契約書といった様式で文章化している場合が多い(▶図6-2)。緊急時は母子の安全のため，嘱託医を通さずに直接，都道府県内の周産期医療センターなどへ搬送依頼することもできる。

甲（助産所開設者）及び乙（○○病院院長）は，以下のとおり合意する。

第1条　甲は，乙に対し，乙が甲の助産所の嘱託医療機関になることを委嘱し，乙は嘱託医療機関になることを受諾する。

第2条　甲及び乙は，相互に緊密な協力関係を築き，妊婦の妊娠から分娩および産褥・新生児に至るまでの安全を確保すべく最善の努力をする。

第3条　本合意の期間は令和○○年4月1日から令和○○年3月31日までとし，期間満了の1か月前までに双方から合意終了の申し出がない場合は，さらに同一期間本合意を更新するものとし，以後も同様とする。

第4条　甲及び乙は，相互の協力関係を明確にするため，次の事項を確認する。

(1)　甲は，別途契約している嘱託医（文末に記載）があれば，連絡・連携を密にし，経過観察中の妊産褥婦の安全を確保しなければならないが，嘱託医では十分に対応できない場合に，後方支援として乙に患者受け入れを要請する。ただし，嘱託医との契約がない場合は，その限りではない。

(2)　甲は，妊娠経過観察中の妊婦については，分娩までの間，少なくとも妊娠の前期，中期，後期の3回は医師による診察を受けるよう努め，乙の診察を最低1回以上受けさせるよう努め，乙は甲からの診察の要請があった場合，特段の事情がない限りこれに応ずる。

(3)　甲乙間の協議で必要と認めた妊娠中の血液検査等については，乙または妊婦の選択した医療機関において実施する。

(4)　甲が乙に対して妊産褥婦の受け入れを要請したとき，妊産褥婦の搬送が必要なときは，乙は事情の許す限りそれを受け入れる。但しこの場合に，甲は，乙及び搬送先医療機関に対して，搬送依頼用紙または医療情報提供用紙と共に，妊産褥婦やその家族に説明した事項を文書で報告しなければならない。

(5)　甲は妊娠・分娩経過が正常から逸脱した場合は，時期を失することなく，乙又は，搬送医療機関に搬送する。

第5条　甲は，助産師を対象とする損害賠償責任保険に，乙は，医師を対象とする損害賠償責任保険にそれぞれ加入するものとする。

第6条　甲において行う助産行為に起因するリスクのすべては甲に帰属し，乙の行う医療行為に起因するリスクはすべて乙に帰属する。

第7条　（合意の解除）甲及び乙は，次のいずれかに該当するに至ったときは，相互に，何らの通知催告を要せず，直ちに本合意を解除することができる。

(1)　甲及び乙が本合意に違反したとき

(2)　甲及び乙の資力が不十分であると認められる状況になったとき（破産，民事再生手続開始の申立て等を含むがこれらに限定されない）

第8条　（譲渡）甲及び乙は，本合意に定める権利義務を第三者に譲渡してはならない。

第9条　（信義則）本合意に定めのない事項，又は本合意の条項の解釈等についての疑義を生じた場合は，甲乙間にて誠意をもって協議し，信義に則して解決するものとする。

第10条　（合意管轄）本合意に関して生じた全ての紛争については，○○地方裁判所をもって合意上の第一審の管轄裁判所とする。

この合意を締結した証として，本合意書2通を作成し，甲乙各自その1通を所持する。

　　　　　　　　　　　　　　　　　　　　　　　　　　　令和　年　月　日

（甲）　助産所
助産所開設者助産師　　　　　　　　　　　　　　　　　　　　　印
（乙）　○○病院
院長　　　　　　　　　　　　　　　　　　　　　　　　　　　　印

▶図6-2　嘱託医療機関との合意書の例

■緊急時の薬剤および薬局との連携

　緊急時の薬剤については，2014（平成26）年の医薬品，医療機器等の品質，有効性及び安全性の確保等に関する法律（医薬品医療機器等法）改正により，薬局医薬品を使用しようとする者以外の者に対して，正当な理由なく，販売・授与してはならない旨の規定が明記された。「薬局医薬品の取扱いについて」（平成26年3月18日　薬食発0318第4号）では，助産所の開設者が行う臨時応急の手当てのため薬局から薬剤を購入することは，正当な理由として認められている（▶p.160, 📖4）。

　平成17年4月医薬品医療機器等法改正に伴い，助産師が行う応急手当ておよび必要な処方箋医薬品について，○○病院(以下，甲と称す)と助産所開設者助産師＿＿＿＿＿＿(以下，乙と称す)は，以下の内容で同意する。
　1. 甲乙双方に異議がなければ，有効期限は自動的に更新する。
　　乙は，予め甲からの包括的指示を受け，以下の薬品を使用することができる。
　　1　緊急薬品
　　　1　分娩時出血多量の際に用いる血管確保のための輸液製剤(点滴静注)について
　　　　①ブドウ糖　500cc　②ラクテック®G　500cc　③ヘスパンダー®　500cc(出血1000cc以上の場合)輸液製剤の中にオキシトシン(アトニン®-O)1A(5単位)をボトル内に入れ静脈内投与する。
　　2　一般薬品
　1　破水時の感染防止のために用いる抗菌薬(内服・点滴)
　　破水が起こった場合は，破水後すぐに抗菌薬アンピシリンを8時間ごとに経口内服する。GBS陽性があった場合は，分娩時に初回は抗菌薬の点滴アンピシリン2g，その後4時間ごとに1gの点滴を静脈内投与する。ペニシリンアレルギーの既往がある場合は，別途指示を行う。また抗菌剤投与によるアナフィラキシーショックへの対応は別途指示を行う。
　　破水後36時間を経過しても分娩とならない場合は，病院への搬送を考慮する。胎児のwell-beingおよび感染徴候を慎重に観察し異常が予測される場合は，病院への搬送とする。
　　なお，使用薬剤の薬品名・用量・用法に関しては，上記の指示通り実施する。上記薬剤について，乙が薬局にて購入する際は，本書(複写可)を提出する。但し，同一薬局で再購入する場合は，再提出の必要はない。乙が甲の包括的指示に従い，乙の責任で使用した薬品に関しては，乙が一切の責任を負う。
　　　　　　　　　　　　　　　　　　　　　　　　　　　　　　　　令和　年　月　日
(甲)住所
　　病院名
　　院長名
(乙)住所
　　助産所名
　　助産師名

▶図6-3　包括的指示書例(緊急時の手当てと薬剤投与について)

　助産所開設者は，嘱託医などから事前に包括的指示を書面で受け(▶図6-3)，販売指示を受け，薬局で直接必要薬剤を購入することができる。

2　病院などへの搬送基準——助産業務ガイドライン

　日本助産師会は2019(令和元)年に，「助産業務ガイドライン2019」の改訂を行った。このガイドラインは，助産師が扱うべき業務範囲を明確にするために，開業助産師だけでなく院内助産システムで働く助産師にも適用される内容となっている。また，日本産科婦人科学会と日本産婦人科医会の編集による「産婦人科診療ガイドライン」との整合性がはかられている。助産師が取り扱う基準や助産所から病院へ搬送する基準を明確にするために，助産師・産婦人科医・小児科医と共同で作成されており，5年ごとに見直される。

　異常時に助産所または自宅から病院や診療所に搬送される基準は，「助産業務ガイドライン」に示されており，助産所において分娩期に緊急に搬送すべき母体の状況として，次のような項目をあげている。
　(1)前期破水
　(2)陣痛開始後の胎位異常
　(3)母体発熱(38.0℃以上)
　(4)胎児心拍異常

NOTE

4 医薬品医療機器等法
　第36条の3第2項　薬局開設者は，薬局医薬品を使用しようとする者以外の者に対して，正当な理由なく，薬局医薬品を販売し，又は授与してはならない。ただし，薬剤師，薬局開設者，医薬品の製造販売業者，製造業者若しくは販売業者，医師，歯科医師若しくは獣医師又は病院，診療所若しくは飼育動物診療施設の開設者(以下「薬剤師等」という。)に販売し，又は授与するときは，この限りでない。

（5）羊水の性状の異常

（6）臍帯の異常

（7）下腹部痛

（8）感染症の疑い

（9）異常出血（分娩第 1，2 期）

(10) 分娩が遷延している

(11) 分娩後出血（2 時間まで）

(12) 胎盤遺残，癒着胎盤

(13) 会陰裂傷

(14) 血腫

(15) 血栓症（肺血栓塞栓症，深部静脈血栓症）

　連携している医療機関の医療レベルも考慮し，事前に「助産業務ガイドライン」を基本に搬送基準を明確にしておく必要がある。

　自宅分娩の場合は，妊産婦の自宅から近い医療機関と連携をしなければならない。安全性の確保のため，助産師が自宅に出向く場合の距離や時間が重要な判断材料となる。初診時に同意書を交わし，どのような異常があると，どの医療機関に搬送となるかを口頭と文書で説明しておくとよい。実際の異常時には，母子の安全を最優先とし，適切な医療機関を選択し，母子の予後がわるくならない段階での早めの搬送が重要である。

3　医療連携の実際

　助産所や自宅での出産を望んでいたにもかかわらず，診療所や病院へ転院しなければならない場合がある（▶図6-4）。助産師は母子の予後を考慮し，

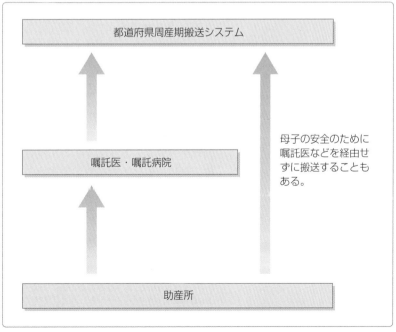

▶図6-4　助産所から医療機関への搬送

▶表6-4　助産所から医療機関への転院理由（母体）

転院時期	転院理由（多い順）
妊娠期	・切迫早産 ・予定日超過 ・GBS陽性 ・骨盤位 ・胎児心拍異常 ・その他
分娩期	・前期破水 ・微弱陣痛 ・弛緩出血 ・高度変動一過性徐脈 ・110bpm未満の徐脈 ・その他
産褥期	・母体発熱 ・その他

（安達久美子ほか：全国助産所分娩基本データ収集システムについて転院報告．助産師69(1)：59，2015による，一部改変）

▶表6-5　助産所から医療機関への転院理由（新生児）

転院時期	転院理由（多い順）
新生児期	・光線療法適用基準に合致するもの ・出生直後の呼吸障害 ・低出生体重児 ・多呼吸 ・哺乳不良 ・その他

（安達久美子ほか：全国助産所分娩基本データ収集システムについて転院報告．助産師69(1)：59，2015による，一部改変）

▶表6-6　逆転院（バックトランスファー）の事例

新生児の搬送	生後3日目，黄疸計の測定値が高く嘱託病院を受診した結果，総ビリルビン値が光線療法基準をこえ，多血傾向もあり光線療法を受けることになった。嘱託病院は母乳育児を推進していたため，母親も入院することができ，光線療法中も自律授乳をすることができた。光線療法が終了後，黄疸のリバウンドがないかを確認したのち，助産所に逆転院となった。
初産婦の母体搬送	妊娠39週5日，陣痛開始後30時間が経過し，微弱陣痛による遷延分娩のため連携登録している病院へ母体搬送となった。病院では産婦のバースプランが尊重され，同伴した助産師もケアに参加して分娩介助し，医師立ち会いのもと促進分娩となった。母児の状態が良好であったため，半日後に助産所に逆転院となった。

安全に搬送するタイミングや，妊産婦と家族が納得できるタイミングなどを見きわめ，安全性を確保しながら搬送しなければならない。助産所から医療機関への転院理由は，母体および新生児または転院の時期によってさまざまである（▶表6-4，5）。搬送後は，助産所の助産師がケアに参加できるオープンシステムの病院もある。治療が終わり，問題がなければ助産所に逆転院（バックトランスファー）されることもある（▶表6-6）。

搬送後は産後の母子と面会したり，搬送先の医師や病院の助産スタッフと情報交換したりすることも重要である。新生児のみが搬送転院となった場合は，母親が新生児に面会できるよう，また母乳育児支援を行い，母子の関係が深まるようなケアが求められる。

搬送後は，最終診断名や治療内容が明記された医療情報提供書が助産所へ送付されてくる。搬送事例を通して助産所内で事例検討をしたり，搬送先の医師や助産師と率直な意見交換を行ったりすることが重要である。退院後は，母乳育児支援などを通して再び助産所で継続的なケアを行う。

●参考文献
・公益社団法人日本助産師会助産業務ガイドライン改訂検討特別委員会編集・監修：助産業務ガイドライン2019．日本助産師会出版，2019．
・日本助産師会助産所開業マニュアル改訂特別委員会編：助産所開業マニュアル2021——開設・管理・運営．日本助産師会出版，2021．
・母子衛生研究会編：母子保健の主なる統計——令和3年刊行．2021．

B 助産所の管理に関する法規

1 助産所の定義

助産師は独立して助産所を開業する権利をもつ。医療提供施設として助産所は，マタニティサイクルにある妊産褥婦やその家族に対して，妊婦健康診査や，分娩期ケアと介助，産褥ケアなどを行う。また出産後も，新生児ケア，乳児ケア，家族計画支援，性教育，出産準備クラス，母乳育児支援，育児相談，出張ケアなどの地域母子保健事業も展開している(□1)。

医療施設の開設や管理などが定められている医療法第2条第1項において，助産所は「助産師が公衆又は特定多数人のためその業務(病院又は診療所において行うものを除く。)を行う場所」と定義されている。さらに，同条第2項において「妊婦，産婦又はじよく婦10人以上の入所施設を有してはならない」とされ，収容人数が規定されている。

他方，収容施設をもたず，家庭出産や母乳相談，保健指導などを扱う無床助産所は，医療法第5条において「それぞれその住所をもつて診療所又は助産所とみなす」と規定されている。

また，助産所の名称の使用制限については，医療法第3条第3項に「助産所でないものは，これに助産所その他助産師がその業務を行う場所に紛らわしい名称を附けてはならない」と定められている。なお法律上の名称は「助産所」であるが，「助産院」という名称を使用することも認められている(昭和26年10月31日　医発第654号)。

2 助産所の管理者とその義務

1 助産所管理者

助産所の開設者は助産師でなくてもよいが，管理者は助産師でなければならない。

2 助産所開設の届け出

■助産所の開設

助産師が助産所を開設する場合は，医療法第8条にあるように「開設の

NOTE

1 産後入院(産後ケアセンター)

助産所は，産後入院(産後ケアセンター)という出産後の母子の育児支援を目的とした施設としても役割を果たしている。助産師を中心として専門職が産後の母親の心身の回復やリラクセーション，育児支援などの産後ケアにあたる。産後入院施設のみの場合は，医療法に規定されない施設となる。

届出」の「開設後十日以内に」助産所の所在地の都道府県知事にその旨を届け出なければならない。

「開設届け出の内容」は，医療法施行規則第5条により，次の事項が定められている。

(1)開設者の住所および氏名(免許証の提示，または写しを添付)
(2)名称，開設の場所，助産所などの従業者定員，敷地の面積と平面図，建物の構造概要と平面図
(3)開設者が現に助産所を開設・管理し，または病院・診療所・助産所に勤務する場合はその旨
(4)同時に2か所以上の助産所を開設しようとする場合はその旨
(5)開設年月日，管理者住所・氏名，業務に従事する助産師の氏名(免許証写の提示，または写しを添付)，勤務日・勤務時間

分娩を取り扱う助産所については，嘱託医師と嘱託病院または診療所の住所・名称(嘱託した旨の書類添付)が必要であり，無床助産所の場合は，嘱託医師は必要ない。

■開設届け出事項の変更

開設届け出事項を変更する場合は，医療法施行令第4条第3項により，変更が生じたときは10日以内に，その旨を助産所所在地の都道府県知事に届け出なければならない。この場合の様式は自由である。

■診療および合併

助産所を，助産師でないものが開設する場合には，医療法第7条第1項により，開設地の都道府県知事(保健所を設置する市または特別区の区域では，当該保健所を設置する市の市長または特別区の区長)の許可を受けなければならないと定められている。また，同条第4項には都道府県知事などによる開設の許可について，同条第6項には許可を与えない場合についてが定められている。

医療法施行規則第2条に，開設許可申請書の記載事項と助産所の譲渡，または開設者の相続・合併の申請について，以下の事項が示されている。

(1)開設者の住所および氏名(法人であるときはその名称および主たる事務所の所在地)
(2)名称
(3)開設の場所
(4)助産師その他の従業員の定員
(5)敷地面積と平面図
(6)建物の構造概要と平面図
(7)開設者が法人であるときは，定款，寄附行為または条例
(8)開設の予定年月

開設の届け出事項を変更する場合は，開設時と同様に開設地の都道府県知事の許可が必要であることが医療法第7条第2項に定められている。

3 ｜ 助産所の構造と設備

　助産所は，有床助産所と無床助産所に分けられ，それぞれ業務内容と管理方法が異なる。有床助産所は，入院や分娩を取り扱う助産所で，9床までもつことができる。助産所は，医療法第20条により「清潔を保持するものとし，その構造設備は，衛生上，防火上及び保安上安全と認められるようなものでなければならない」と定められており，衛生面，防災・安全に十分な注意をはらう必要がある。

　助産所の構造設備の基準としては，医療法施行規則第17条で次の事項が定められている。

（1）入所室は，地階または第3階以上の階には設けないこと。ただし，主要構造部を耐火構造とする場合は，第3階以上に設けることができる。

（2）入所室の床面積は，内法（内側ではかった寸法）によって測定することとし，一母子を入所させるためのものにあっては6.3m^{2}以上，二母子以上を入所させるためのものにあっては一母子につき4.3m^{2}以上とすること。

（3）第2階以上の階に入所室を有するものにあっては，入所する母子が使用する屋内の直通階段を設けること。

（4）第3階以上の階に入所室を有するものにあっては，避難に支障がないように避難階段を2つ以上設けること。ただし，（3）に規定する直通階段を建築基準法施行令第123条第1項に規定する避難階段としての構造とする場合は，その直通階段の数を避難階段の数に算入することができる。

（5）入所施設を有する助産所にあっては，床面積9m^{2}以上の分娩室を設けること。

（6）火気を使用する場所には，防火上必要な設備を設けること。

（7）消火用の機械または器具を備えること。

　以上のほかは，建築基準法の規定に基づく政令に従う必要がある。

4 ｜ 助産所の広告

　医療に関する情報の提供は，助産所や助産師の業務に関しては，文書その他いかなる方法を問わず，次にあげる事項を除くほかは広告してはならないことが医療法第6条の7第3項で定められている。

（1）助産師である旨（法人であるときはその名称および主たる事務所の所在地）

（2）助産所の名称，電話番号および所在の場所を表示する事項，助産所の管理者氏名

（3）就業の日時または予約による業務の実施の有無

（4）入所施設の有無，定員，助産師その他の従業員数，助産所の施設，設備

（5）業務に従事する助産師の氏名，年齢，役職，略歴
（6）助産所の管理，運営に関する事項(事業，医療安全，個人情報など)
（7）嘱託医師の氏名または病院・診療所の名称，助産所業務との連携事項
（8）助産録にかかわる情報の提供，その他の医療に関する情報の提供
（9）その他厚生労働大臣が定める事項

　上記のことを広告する場合においても，内容が虚偽にわたってはならないことが医療法第6条の7第1項に示されている。

　また，広告内容および方法が，助産に関する適切な選択に関し必要な基準として厚生労働省令で定めるものに適合するものでなければならない(医療法第6条の7第3項)と定められている。

　都道府県知事(あるいは保健所を設置する市の市長または特別区の区長)は，医療法第6条の8により上記の広告が規定に違反していないかを検査し，違反している場合は中止，あるいは内容の是正を命じることができる。

　出張のみによってその業務に従事する助産師については，前述したようにそれぞれその住所をもって助産所とみなすとされており，広告についても助産所と同様である。

5 助産所に対する監督

　都道府県知事(あるいは保健所を設置する市の市長または特別区の区長)は，必要があると認めた場合，医療法第24条～第29条に基づき下記を命じるなどをすることができる。

❶施設の使用制限と修繕など

　助産所などが清潔を欠くときや衛生上有害もしくは保安上危険と認めるとき，施設の使用制限や禁止，修繕・改築を命じる。

❷報告命令と立ち入り検査

　必要な報告を命じ，助産所に立ち入り，人員もしくは清潔保持の状況，構造設備もしくは診療録，助産録，帳簿書類そのほかの物件を検査させることができる。

❸施設の使用許可証の交付

　都道府県知事の検査を受け，許可証の交付を受けたあとでなければ，講造設備を使用してはならない。

❹管理者の変更命令

　管理者が犯罪もしくは医事に関する不正行為などがあり，管理者としてその任に適しないと認めるとき，その開設者に変更を命じることができる。

❺開設許可の取り消し

　次の事項に該当する場合，期間を定めて閉鎖を命じることができる。

（1）開設許可後，正当な理由なしに6か月以上その業務を開始しない場合
（2）休止したあと，正当な理由なしに1年以上その業務を再開しない場合
（3）開設者が規定に対する命令や処分に違反した場合
（4）開設者に犯罪または医事に関する不正行為があった場合

索引